Elisabeth Lange

Heildiät gegen Pilze im Körper

Die vegetarische Anti-Pilz-Diät gegen schwindende Lebenskraft
Über 50 neue Rezepte für die Pilz-Immuntherapie

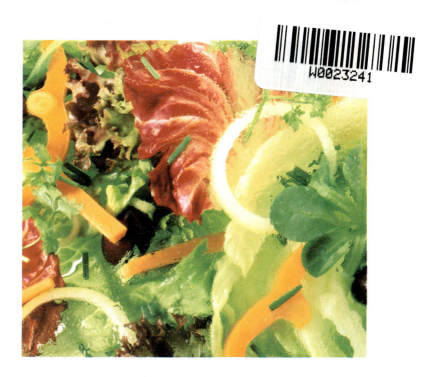

Südwest

Inhalt

Vorwort 4

Wie wirkt die Anti-Pilz-Diät? 6

Nützlich fürs Immunsystem 6

Die Anti-Pilz-Diät schmeckt richtig gut 7

Nicht auf eigene Faust 10

Klüger essen –
alle Arten von Zucker meiden 10

Das Zucker-Puzzle 11

Der Unterschied
zwischen Stärke und Zucker 11

Kleine Moleküle schmecken süß,
große nicht 12

Alles Zucker – oder was? 12

Anti-Pilz-Diät ohne Fleisch –
warum vegetarisch essen? 17

Für Pilzgeplagte –
kein drakonisches Verbot von Fleisch! 17

Dioxine – Verbündete der Pilzparasiten? 18

Anti-Pilz-Diät für Kinder 19

Vollwertkost – kein Mittel gegen Pilze 19

Einstieg in die Diät 20

Die Darmflora –
eine Lebensgemeinschaft
im Inneren des Körpers 22

Nützliche Freunde 22

Neue Erkenntnisse zum Immunsystem 23

Neugeborene besitzen keine Darmflora 23

»Haustierchen« im Verdauungstrakt 24

Nützliche Bakterien
verscheuchen Darmpilze 25

Ballaststoffe können noch mehr 26

Ballaststoffe gegen schlechte Laune 26

Gute Quellen für Ballaststoffe 27

Frühstück –
die wichtigste Mahlzeit des Tages 28

Fungimüsli 30

So schmeckt das Müsli am besten 31

Kein Verzicht auf Brot 31

Brötchen aus Vollkornmehl sind selten 32

Sojabrötchen 33

Was kommt aufs Brot? 34

Schoko-Nuß-Creme 34

Frisch gekocht –
warme Gerichte für mittags
und abends 35

Gemüse für das Immunsystem 35

Zwiebel-Kartoffel-Gemüse 37

Schnelles Bohnen-Chili 38

Überbackene grüne Bohnen 39

Gemüse mit Mohn-Aillade 40

Linsensuppe 41

Grünkernsuppe mit Rauke 42

Porree in Zitronensauce 43

Bunte Gemüsesuppe 44

Linsen-Curry 45

Indische Kichererbsen mit Kartoffeln 46

Eier und Möhren in Senf-Mousseline 47

Paprikasauce 48

Senf-Sahne-Sauce 48

Leckere Beilagen 50

Getreide kochen 50

Gekochter Weizen 51

Eierkuchen 52

Kasha – gekochter Buchweizen 53

Gefüllte Grünkernklöße 54

Kartoffelknödel mit Leinsamen 55

Kartoffelgratin 56

Fingernudeln mit Sonnenblumenkernen 57

Möhren-Reibekuchen 58

Pilzfrei essen 59

Allergisch gegen harmlose Pilze 59

Ungünstige Lebensmittel
bei einer Überempfindlichkeit
gegen Hefen und Schimmelpilze 60

Hefefreies Weizenbrot 61

Thymianbrötchen 62

Knoblauchfladen 63

Haferknäckebrot 64

Hefefreie Brühe 65

Über den Durst trinken 67

Kalte Gerichte 67

Auberginenpüree 68

Grüne Sauce 69

Zwiebeldip 70

Scharfes Kichererbsenmus 70

Kräuter-Mascarpone 71

Basilikumbutter 72

Pilze in Zitronenöl 73

Mozzarella in Knoblauchöl 74

Marinierte Möhren mit Zucchini 75

Griechischer Bauernsalat 76

Soleier 77

Löwenzahnsalat mit Chicorée 78

Rote-Bete-Salat mit Walnüssen 79

Batavia-Salat 79

Möhrensalat mit Meerrettichsahne 80

Eisbergsalat mit Joghurtsauce 81

Linsensalat 82

Rohkostsalat mit Knoblauchsauce 83

Süßes 84

Süße, die Pilze nicht mögen 84

Schokoladenquark 85

Mandelquark 85

Zitroneneis 86

Schoko-Minz-Eis 87

Zitronencreme 88

Mohn-Flan 89

Mandelkekse 90

Profiteroles 91

Süßes Nußomelett 92

Nach der Anti-Pilz-Diät 93

Nie wieder Pilze 93

Mit Zucker sparsam umgehen 93

Täglich Salat und Gemüse auftischen 94

Obst ist wieder erlaubt 94

Machen Sie keine Hungerkuren! 94

Hinweise, Impressum 95

Register 96

Vorwort

Wenn der Arzt oder Heilpraktiker nach der Untersuchung und dem notwendigen Labortest eine Pilzinfektion festgestellt hat, verschreibt er Ihnen Medikamente. Mit einer veränderten Ernährungsweise tragen Sie dann selbst zu Ihrer Heilung den wichtigsten Teil bei.

Aber Vorsicht: Mit keiner noch so strengen Diät lassen sich die hartnäckigen Parasiten im Darm aushungern, auch wenn einige Außenseiter das behaupten. Zwar vervielfältigen sich schädliche Pilze besonders schnell, wenn sie reichlich mit Zucker und Süßigkeiten gefüttert werden. Doch allein durch den Verzicht auf Zucker heilt eine Pilzinfektion im Darm nicht aus. Vertreter radikaler Therapieformen verordnen manchmal zusätzlich den Verzicht auf so wichtige kohlenhydrathaltige Lebensmittel wie Kartoffeln, Brot und Getreide. Auch das hilft nicht bei der Heilung. Pilze haben einige Jahrmillionen Überlebenstraining hinter sich. Wird die Nahrung knapp, schalten sie sozusagen auf Sparflamme und warten auf bessere Zeiten. Im schlimmsten Fall jedoch werden sie durch den Entzug von Nahrung erst richtig bösartig und dringen in die Darmschleimhaut ein, wo Medikamente sie nur noch schwer erreichen. Oder die hungrigen Pilze wandern auf der Suche nach Nahrung durch die Darmwand hindurch in den Körper und richten dort noch mehr Unheil an.

Extreme Diäten sind auch deshalb wenig hilfreich, weil unser Immunsystem täglich alle lebenswichtigen Nährstoffe braucht, um sich gegen Eindringlinge wehren zu können. Erfahrene pilzkundige Ärzte und Heilpraktiker verschreiben dem Erkrankten deshalb Arzneimittel, die – regelmäßig über einen längeren Zeitraum eingenommen – schädliche Pilze in

Pilze haben einige Jahrmillionen Überlebenstraining hinter sich. Wird die Nahrung knapp, schalten sie sozusagen auf Sparflamme und warten auf bessere Zeiten.

Vorwort

Mund, Magen und Darm vollständig abtöten. Eine wissenschaftlich fundierte Diät hilft dem Organismus, mit den Belastungen der Pilzinfektion fertig zu werden, und macht den Körper für die Zukunft abwehrbereit.

Elisabeth Lange

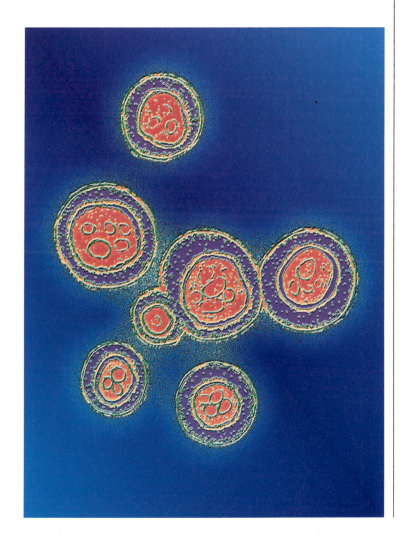

Pilzinfektionen werden durch winzige Einzeller hervorgerufen, die sich in Mund, Magen, Darm und anderen Organen ansiedeln. Hier sehen Sie eine 1500fache Vergrößerung des Hefepilzes Cryptococcus neoformans.

Wie wirkt die Anti-Pilz-Diät?

Eine wirksame Anti-Pilz-Diät ist immer ein Mittelweg zwischen gesundem Essen für den Menschen und einer ausgeklügelten Mangelernährung für den Pilz.

Menschen mit einem gut funktionierenden Immunsystem werden mit schädlichen Pilzen ebenso schnell fertig wie mit krank machenden Bakterien. Bevor sich Mikroben festsetzen können, erkennt unser Immunsystem die Bedrohung und zerstört die Eindringlinge. Nur wenn schädliche Pilze wie Candida albicans, Candida glabrata oder Candida krusei eine Lücke im eigentlich perfekten Abwehrsystem des Körpers finden und sich in Mund, Magen oder Darm ansiedeln, erkrankt der Mensch, und der Parasit gedeiht auf dessen Kosten. Also muß die Ernährung während der Pilzerkrankung vor allem dafür sorgen, daß das Immunsystem seine wichtige Aufgabe möglichst schnell wieder perfekt bewältigen kann.

Nützlich fürs Immunsystem

Die Diät stärkt vor allem die körpereigenen Abwehrkräfte und sollte deshalb reich an Nährstoffen sein. Aber die schmarotzenden Pilze dürfen davon möglichst wenig profitieren. Eine wirksame Anti-Pilz-Diät ist also ein Mittelweg zwischen gesundem Essen für den Menschen und einer ausgeklügelten Mangelernährung für den Pilz. Weil der Patient die Diät, je nach Schwere und Hartnäckigkeit der Erkrankung, womöglich über viele Wochen oder sogar Monate einhalten muß, soll das Essen möglichst gut schmecken und viel Abwechslung bieten. Sonst geben selbst starke Charaktere schnell auf und kehren zu alten Eßgewohnheiten zurück – sehr zum Vorteil der Parasiten im Magen-Darm-Trakt.

Die Anti-Pilz-Diät schmeckt richtig gut

Eine vernünftige Ernährungsweise, die schädliche Pilze in Schach hält, kann abwechslungsreich sein und so gut schmecken, daß man die Grundzüge der Diät für immer beibehält. Wer für die Familie kocht und gern Gäste hat, muß deshalb auch nicht unbedingt ein separates Essen für den Pilzpatienten auf den Tisch stellen – insbesondere dann nicht, wenn seine Angehörigen und Freunde schon Erfahrung mit vegetarischem und vollwertigem Essen gemacht haben. Außer beim Dessert sind die kulinarischen Unterschiede meist gar nicht groß. Und gesund ist die vegetarische Anti-Pilz-Diät für alle. Besonders Menschen mit Diabetes (Zuckerkrankheit) und Fettstoffwechselstörungen profitieren von dieser Art zu essen. Es wird Ihnen also nicht schwerfallen, die eingefahrenen Eßgewohnheiten zu verändern. Sogar an Berufstätige mit wenig Zeit fürs Kochen ist bei der vegetarischen Anti-Pilz-Diät gedacht.

Wenn Sie die Pilzparasiten schnell und gründlich loswerden möchten, halten Sie sich vor allem an die sieben Basisregeln.

Wer für die Familie kocht und gern Gäste hat, muß kein separates Essen für den Pilzpatienten auf den Tisch stellen.

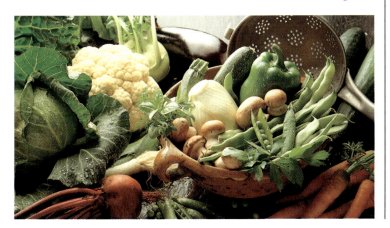

Gemüse, ob roh oder gekocht, ist ein ganz wichtiger Bestandteil in der Anti-Pilz-Diät.

ANTI-PILZ-DIÄT

Wenn Sie die Pilzparasiten schnell und gründlich loswerden möchten, halten Sie sich vor allem an die sieben Basisregeln.

Anti-Pilz-Diät auf einen Blick

1. Lassen Sie alles Zuckerhaltige weg.

2. Essen Sie stärkereiche Lebensmittel nur, wenn gleichzeitig reichlich Ballaststoffe darin sind.

3. Verzichten Sie auf Früchte und auf alle Produkte daraus – selbst wenn auf der Packung mit dem Wort »zuckerfrei« geworben wird.

4. Essen Sie in den ersten zwei Wochen Ihrer Pilzbehandlung morgens ein spezielles Müsli (Seite 30) anstelle von Brot.

5. Halten Sie sich an Gemüse! Mindestens einmal täglich sollte je eine große Portion gegartes und rohes Gemüse auf den Tisch kommen. Wechseln Sie zwischen roten, grünen und gelben Sorten.

6. Machen Sie in den ersten Wochen um alles Alkoholhaltige einen großen Bogen. Später können Sie ab und zu ein Glas trockenen Wein trinken. Bier, Likör, Aperitif-Getränke und Schnaps bleiben tabu, bis die Pilze endgültig verschwunden sind.

7. Trinken Sie reichlich Alkoholfreies zwischen den Mahlzeiten! Große Mengen Mineralwasser und Kräutertee schwemmen die Pilzgifte aus und halten den Darm fit.

Übrigens:

Essen, das super schmeckt und Abwechslung bietet, kann zusätzlich auch noch gesund sein. Das ist kein Widerspruch!

GEMÜSE

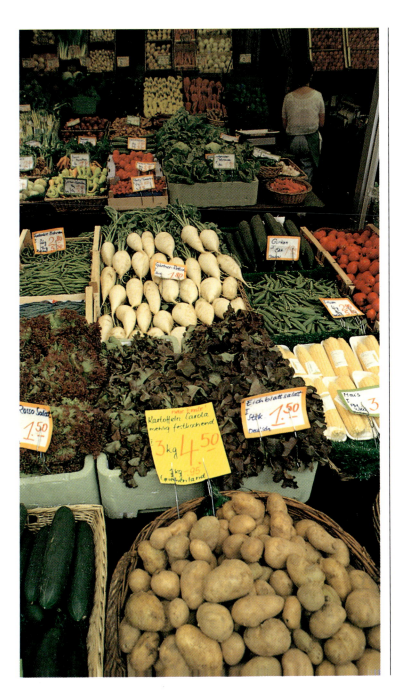

*Mindestens
einmal am Tag
sollte jeder
eine große Portion
Gemüse essen.*

ANTI-PILZ-DIÄT

Nicht auf eigene Faust

Wenn Sie sich allgemein schlecht fühlen und deutliche Anzeichen für eine Pilzinfektion an sich feststellen, ist es Zeit, etwas zu tun. Aber beginnen Sie mit der Behandlung besser nicht auf eigene Faust. Halten Sie sich an den folgenden Ablauf, dann sind Sie schnell wieder fit.

Machen Sie den Pilzen den Aufenthalt in Ihrem Körper so ungemütlich wie möglich. Nur dann werden Sie sie schnell wieder los.

1. Suchen Sie sich einen pilzkundigen Arzt oder Heilpraktiker.

2. Lassen Sie sich gründlich untersuchen, damit andere Krankheiten, die für Ihr schlechtes Befinden verantwortlich sein könnten, ausgeschlossen werden.

3. Ihr Arzt oder Heilpraktiker schickt eine Probe (Stuhl, Schleim oder Urin) an ein Speziallabor. Sind darin schädliche Pilze nachgewiesen worden, bekommen Sie Medikamente verschrieben.

4. Erst jetzt beginnt Ihre Anti-Pilz-Diät.

Klüger essen – alle Arten von Zucker meiden

Ob weiß oder braun, ob Kandis oder Puderzucker, alle Zuckersorten haben eines gemeinsam: Sie liefern Energie. Und mehr benötigen die Pilzzellen in unserem Körper auch gar nicht, um sich explosionsartig zu vermehren. Pilzkranke müssen deshalb für die Zeit der Behandlung auf zuckerhaltige Lebensmittel ganz und gar verzichten. Das gilt sogar, wenn der süße Stoff bei einem Produkt auf einem der unteren Plätze der Zutatenliste steht und man davon ausgehen kann, daß der Gehalt gering ist. Selbst geringe Mengen Zucker verlängern die Erkrankung! Auch alternative Süßmittel wie Honig, Obstdicksaft oder Sirup sind für Pilze der reine Festschmaus. Dasselbe gilt für Diabetikerzucker. Er besteht aus Zuckerstoffen wie etwa Sorbit, Mannit, Xylit oder Fruchtzucker, die den Pilzen ebenfalls zu verstärktem Wachstum verhelfen.

Das Zucker-Puzzle

In der Anti-Pilz-Diät ist Zucker verboten, aber Stärke in Form von stärkereichen Lebensmitteln wie Getreide und Kartoffeln soll man reichlich essen. Warum eigentlich? Immerhin gehören beide Nährstoffe zur Gruppe der Kohlenhydrate. Ein kleiner Ausflug in die Biochemie lohnt sich, wenn Sie den Hintergrund dieser Diät verstehen möchten.

Meiden Sie konsequent jede Art von Zucker! Dazu zählen sowohl sogenannte alternative Süßmittel als auch Diabetikerzucker.

Der Unterschied zwischen Stärke und Zucker

Für den Lebensmittelchemiker sind beide Stoffe recht ähnlich. Doch im Stoffwechsel des Körpers spielen sie unterschiedliche Rollen. Zucker und Stärke bestehen aus denselben Bausteinen, nämlich aus Zuckermolekülen wie Traubenzucker (Glucose) oder Fruchtzucker (Fructose). Verbinden sich zwei dieser Moleküle, entsteht ein Doppelzucker. Die Kristalle des Haushaltszuckers, den wir zum Backen und Kochen benützen, bestehen aus so einer Kombination von je einem Molekül Fruchtzucker und Traubenzucker. Klar, daß sich die zwei Moleküle leicht wieder abkoppeln lassen. Pilze besitzen das entsprechende Enzym dafür.

ANTI-PILZ-DIÄT

Kleine Moleküle schmecken süß, große nicht

Langkettige Stärkemoleküle, wie zum Beispiel in Kartoffeln und Gemüse, fördern das Wohlbefinden und liefern den schädlichen Pilzen keine Nahrung.

Je mehr Zuckermoleküle aneinandergekoppelt werden, desto geringer wird der süße Geschmack. Aus einer sehr langen, manchmal sogar kräftig verzweigten Kette von Zuckermolekülen entsteht die Stärke. Sie schmeckt vollkommen neutral und ist bei fast allen natürlichen pflanzlichen Lebensmitteln eng mit Ballaststoffen verbunden. Essen wir stärkereiche Lebensmittel, müssen die Verdauungssäfte unseres Körpers die Stärke erst einmal aus dem Speisebrei lösen und dann die unhandlich langen Molekülketten nach und nach wieder in kleine einfache Zuckermoleküle zerschnippeln. Auch schädliche Pilze haben Enzyme, mit denen sie aus langen Stärkeketten »Zuckerstückchen« herauslösen. Doch weil dieser Prozeß mühsam ist und seine Zeit braucht, kriegen die Parasiten lange nicht soviel vom Essen ab wie bei einer zuckerhaltigen Mahlzeit. Für den menschlichen Körper ist es dagegen besonders gut, daß Stärke nur langsam abgebaut wird. Denn sie liefert über lange Zeit stetig Energie, hält stundenlang satt, und im Darm bleiben kleine Reste unverdaulicher Stärke (sogenannte resistente Stärke) als Futter für die nützlichen Darmbakterien übrig.

Alles Zucker – oder was?

Damit Sie beim Lesen der Packungsaufschriften auch »verborgenen« Zucker entdecken, sind auf Seite 16 die wichtigsten Zuckerarten und ihre Spezialbezeichnungen aufgelistet. Falls Ihnen beim Einkauf – trotz der folgenden Listen der günstigen und ungünstigen Lebensmittel – mal nicht ganz klar ist, welche Produkte sich eignen, lesen Sie die Zutatenliste, oder schreiben Sie an den Hersteller.

ZUCKER

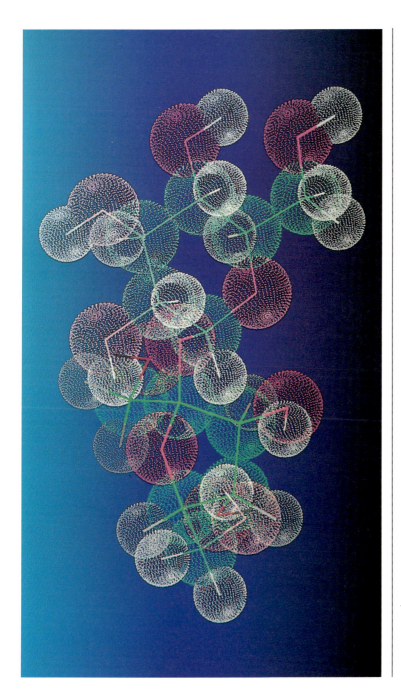

Die Länge der Zuckermoleküle bestimmt die Süßkraft des jeweiligen Zuckers. Hier ist in einem Modell die Zusammensetzung eines Haushaltszuckermoleküls dargestellt.

ANTI-PILZ-DIÄT

Für Ihre Anti-Pilz-Diät können Sie sich die Lebensmittel, die Sie mögen, in Supermärkten, grünen Läden und Reformhäusern heraussuchen. Die folgende Übersicht hilft Ihnen beim Auswählen.

Günstige Lebensmittel

Milchprodukte:
Naturjoghurt mit
lebenden Kulturen
Speisequark, Schichtkäse
Körniger Frischkäse
Trinkmilch
Dickmilch, Kefir
Buttermilch
Alle Sorten Sahne und
Crème fraîche
Ungesüßte Molke
Schnitt-, Schmelz-, Weichkäse

Eier:
Frische Eier in jeder Form
Eiklar (Eiweiß) und Eigelb

Gemüse:
Alle frischen Gemüse
– vor allem Knoblauch,
Zwiebeln, Porree,
Rettich, Meerrettich,
Garten- und Brunnenkresse
Tiefgefrorene Gemüse
ohne Saucen
Alle frischen Kräuter
Hülsenfrüchte,
getrocknet oder aus der Dose
Sauerkonserven,
die ohne Zucker eingelegt sind
Milchsaure Gemüse
(z.B. Sauerkraut, Bohnen)
Ballaststoffflocken aus
Zuckerrüben

Getränke:
Diätlimonade mit Süßstoff –
ohne Zuckerzusatz
Cola-Getränke mit Süßstoff
Bohnenkaffee oder
Landkaffee
Schwarzer Tee –
besonders gut unfermentierter
Grüner Tee

Kräutertees
Mineral- und Heilwässer
Gemüsesäfte ohne Zucker
Reiner, frischgepreßter
Zitronensaft

Kartoffeln/Nährmittel:
Alle Getreide als ganzes Korn,
als Schrot
Vollkornmehl
Hafer-, Weizen-,
Roggen- und Hirseflocken
Hafer- und Weizenkleie
Fungimüsli
Kartoffeln, Pommes frites
Kartoffelchips
Kartoffelbreipulver

Suppen und Würzmittel:
Klare Brühen und Bouillons
Klare Suppen
Fonds aus dem Glas
Zuckerfreier Senf
Zuckerfreie Mayonnaise
Zucker- und stärkefreier
Ketchup
Essig (ausgenommen Balsamessig)
Gewürze und getrocknete Kräuter
Reines Kakaopulver
(ohne Zuckerzusatz)
Natürliches Zitronenaroma
Natürliches Mandelaroma
Synthetische Backaromen

Bindemittel:
Gelatine
Kohlenhydratfreie pflanzliche
Bindemittel wie z.B.
Biobin oder Nestargel
Flüssiges Pektin (Gelin)

Brot/Backwaren:
Sauerteig
Vollkornbrot (ohne Malzzusatz)
Ballaststoffangereicherte
Sauerteigbrote (ohne Malz-
zusatz), z.B. Kleiebrot

Ungesüßte Vollkornkekse
Vollkornknäckebrot

Fisch und Krebstiere:
Alle mageren Meeresfische
Austern und Miesmuscheln
Tintenfisch oder Calamaris
ohne Panade
Krabben, Shrimps, Hummer
und andere Krebstiere
Fischkonserven ohne
Zuckerzusatz (im eigenen Saft
und in Öl)

Fette und Öle:
Kaltgepreßte Pflanzenöle
(z.B. Olivenöl, Nußöl, Leinöl)
Raffinierte Pflanzenöle
(z.B. Markenöle mit und
ohne Sortenangabe)
Margarine
Butter, Butterschmalz
Schweine- und Gänseschmalz

Sojaprodukte:
Tofu (Sojaquark)
Sojamilch (Sojadrink)
Sojamehl, -granulat und -flocken
Sojafleisch und -wurst
Geröstete Sojakerne

Nüsse und Samen:
Erdnüsse, Haselnüsse
Walnüsse, Cashewnüsse
Paranüsse, Macadamianüsse
Sonnenblumenkerne
Sesam, Leinsamen
Mohn
Kürbiskerne
Kokosflocken
Ungesüßtes Nußmus
aus dem Reformhaus

Süßes:
Kohlenhydratfreie Süßstoffe wie
Saccharin, Cyclamat, Aspartam
und Acesulfam
Milchzucker

LEBENSMITTELTABELLEN

Lesen Sie vor dem Kauf die Zutatenliste, die auf jedes Fertigprodukt aufgedruckt ist. Sie gibt Ihnen Auskunft darüber, ob ein Lebensmittel mit Zucker oder anderen pilzfreundlichen Zutaten verarbeitet wurde.

Ungünstige Lebensmittel

Süßes:

Haushaltszucker
Brauner Zucker
Farin- und Rohrzucker
Getrockneter Zuckerrohrsaft
Kandis
Traubenzucker
Gesüßte Nußprodukte
Süßwaren wie Bonbons,
  Schokolade, Marzipan
  und Riegel
Lakritze und zuckerhaltige
  Hustenbonbons
Zuckerrüben- und
  Ahornsirup
Honig
Instant-Kakaopulver
Süßstoffmischungen mit
  Zuckeranteil wie z. B.
  Streusüße und einige
  Sorten Flüssigsüße
Zuckeraustauschstoffe
  wie z. B
  Fruchtzucker, Sorbit, Xylit
Eiscreme, auch Diabetiker-Eis
Diätsüßwaren für Diabetiker
Diabetiker-Kuchen

Obst und Fruchtprodukte:

Frische und tiefgefrorene Früchte
Gezuckerte und
  ungezuckerte Säfte
Fruchtnektare, Sirup und
  Fruchtsaftgetränke

Fruchtdicksäfte
Gezuckerte und
  ungezuckerte Obstkonserven
Rosinen und andere
  Trockenfrüchte
Alle Sorten Konfitüre
Apfel- und Birnenkraut
Fruchtjoghurt und ähnliche
  Milchprodukte mit
  Fruchtzusatz

Nährmittel und Brot:

Helle Brötchen und
  Fladenbrote
Dunkelbraun gefärbte Brote
Pumpernickel
Helles Weizenmehl
  (Type 405, 550 und 1050)
Helles Roggenmehl
  (mit niedriger
  Typennummer)
Speisestärke, Sago
Weißreis und Vollkornreis
Hart- und Weichweizengrieß
Pulver für Fertigklöße
Cremesuppen
Tomatensuppen und -saucen
Saucenbinder und
  Instant-Saucen
Gesüßte Müslimischungen
Geröstete, gesüßte
  Kleieprodukte
Müslimischungen mit Trocken-
  früchten oder Rosinen
Kuchen und
  Gebäckmischungen
Dessert- bzw. Puddingpulver
Sahnefestiger
Weizenkeime

Fleisch- und Wurstwaren:

Vor allem Dauerwurstsorten,
  die mit Zucker oder
  Honig verarbeitet sind
  (auf der Zutatenliste
  nachsehen!)

Fisch:

Fischkonserven mit Saucen
Paniertes Fischfilet
Fritierter Fisch in Panade
Fischmarinaden mit Zucker

Saucen/Würzen:

Stärkehaltige Saucen in
  Pulver- oder Pastenform
Zucker- und/oder
  stärkehaltiger Ketchup
Flüssige Fertigsaucen
  mit Zucker und/oder Stärke
Sojasaucen und andere
  Flüssigwürzen
Hefeextrakte

Fette:

Brat- und Backfette mit
  hohem Anteil an gesättigten
  Fettsäuren, wie z. B.
  Kokosfett

Getränke:

Alle Sorten Bier
Weine und
  Aperitif-Getränke
Liköre und Schnäpse
Limonaden und
  Cola-Getränke
  mit Zucker
Gesüßte Milchmixgetränke

15

ANTI-PILZ-DIÄT

Beim Einkauf auf die Zutatenliste schauen, ob bei der Herstellung des Produktes »verborgener« Zucker verwendet wurde. Oft verbirgt sich der süße Stoff hinter ungewohnten Bezeichnungen.

Die bittersüße Wahrheit

TRAUBENZUCKER
wird oft auch als Glucose oder Dextrose angegeben. Pur läßt er pathogene Pilze prächtig gedeihen. In der Anti-Pilz-Diät ist er daher absolut tabu.

FRUCHTZUCKER
heißt so, weil er speziell in Früchten besonders reichlich vorkommt. In der Zutatenliste von Fertigprodukten steht er oft unter der Bezeichnung »Fructose«. Pilze mögen Fruchtzucker, deshalb sollte er in der Diät gemieden werden.

HAUSHALTSZUCKER
egal, ob fein zerstoßen als Puderzucker oder in großen Kristallen wie beim Kandis, gehört nicht in die Anti-Pilz-Diät. Auf dem Etikett von Fertigprodukten versteckt er sich manchmal auch hinter Bezeichnungen wie »Kristallzucker«, »Saccharose« oder »Raffinade«.

MILCHZUCKER
wird auch Lactose genannt und kommt – wie der Name sagt – in Milchprodukten vor. Für krank machende Hefepilze ist er ungenießbar. Weil Milchzucker statt dessen – ähnlich wie ein Ballaststoff – die natürlichen Feinde der Pilze, die nützlichen Darmbakterien, ernährt, ist er innerhalb der Anti-Pilz-Diät besonders empfehlenswert.

MALZZUCKER
steckt vor allem in Backwaren und im Bier. Auf der Zutatenliste wird er auch als Maltose geführt. Produkte, die mit Malzzucker hergestellt sind, eignen sich nicht für die Anti-Pilz-Diät.

GLUCOSESIRUP UND MALTODEXTRIN
bestehen aus kurzen Ketten von Zuckermolekülen. Sie werden aus technologischen Gründen oft bei der Herstellung von Fertigprodukten verwendet. Auch Produkte mit geringen Mengen dieser Zucker sollten Sie meiden, denn sie liefern schädlichen Pilzen im Verdauungstrakt hochwillkommenes Futter.

Anti-Pilz-Diät ohne Fleisch – warum vegetarisch essen?

Wer seinen Teller hauptsächlich mit Gemüse und Getreide füllt, bekommt automatisch reichlich Vitamine, Mineralstoffe und Spurenelemente, komplexe Kohlenhydrate und eine optimale Mischung von Ballaststoffen. Das sind genau die Nahrungsbestandteile, die dem Immunsystem helfen, schädliche Pilze abzuwehren. Außerdem wird der Körper durch den Verzicht auf Wurst und Fleisch weniger mit tierischem Fett, Cholesterin und Purinen belastet. Die Menge an Risikostoffen ist also erheblich geringer. Nachdem Wissenschaftler in großangelegten Studien herausfanden, daß Vegetarier schlanker und viel gesünder sind als der Bevölkerungsdurchschnitt, weisen nur noch wenige (falsch informierte) Mediziner auf die Gefahren dieser Ernährungsweise hin. Ausnahme: die streng vegane, also rein pflanzliche Kostform für Kinder und Schwangere.

Vegetarier sind meist schlanker und gesünder als Fleischesser.

Für Pilzgeplagte – kein drakonisches Verbot von Fleisch!

Liberale Fleischgegner heißen im Jargon der Ernährungsexperten Ovo-lacto-Vegetarier. Das komplizierte Wortgebilde besagt, daß diese Menschen zwar auf Fleisch verzichten, aber nicht auf tierische Lebensmittel wie Milch und Eier. Lacto-Vegetarier essen zwar keine Eier, bauen aber Milch und Milchprodukte zusätzlich zur Pflanzenkost in ihren Speiseplan ein. Das strenge Ernährungsregime der Veganer besteht dagegen ausschließlich aus Lebensmitteln pflanzlicher Herkunft, häufig zu einem großen Teil als Rohkost gegessen. Im

Rahmen der vegetarischen Ernährungsweise spielt die Anti-Pilz-Diät eine Sonderrolle. Sie stellt zwar pflanzliche Lebensmittel in den Mittelpunkt, erlaubt jedoch alle Lebensmittel tierischer Herkunft in kleinen Mengen – wenn sie zuckerfrei sind.

Wer also alle zwei Wochen Appetit auf ein Stück Fleisch hat oder sich hin und wieder ein Würstchen gönnen möchte, muß sich das nicht verkneifen.

Ein bis zwei Fischmahlzeiten pro Woche sind wünschenswert. Eier und magere Milchprodukte gehören sogar regelmäßig auf den Tisch, wenn der Körper optimal mit so wichtigen Nährstoffen wie Eiweiß und Kalzium versorgt werden soll. Doch satt essen sollten sich Pilzkranke an pflanzlichen Lebensmitteln.

> **Wer hin und wieder Appetit auf ein kleines Stück Fleisch oder ein Würstchen hat, muß sich das nicht verkneifen.**

Dioxine – Verbündete der Pilzparasiten?

Experten rätseln, warum Pilzinfektionen in den letzten Jahren so rapide zunehmen. Klar ist, daß Medikamente wie Antibiotika und Cortison es den Pilzen erleichtern, sich im Körper festzusetzen. Dauerstreß schwächt das Immunsystem und gibt den Parasiten auf diese Weise eine Chance. In Verdacht geraten sind aber auch Dioxine und Furane.

Diese allgegenwärtigen Umweltgifte schwächen die Abwehrkraft des Körpers. Der Mensch nimmt rund 95 Prozent dieser Substanzen mit dem Fett tierischer Lebensmittel auf. Dioxine sind »Fettsucher«, sie werden von Schmalz und Butter geradezu angezogen.

Weil der durchschnittliche Bundesbürger gern fette Wurst und hochprozentigen Käse ißt, liegt er mit seiner durchschnittlichen Dioxinaufnahme bereits 20 bis 30 Prozent über dem vom früheren Bundesgesundheitsamt als tolerierbar festgesetzten Limit. Ein Grund mehr, während der Anti-Pilz-Diät den Konsum fettreicher tierischer Lebensmittel zugunsten von Getreide und Gemüse etwas einzuschränken.

Anti-Pilz-Diät für Kinder

Der Verzicht auf Süßigkeiten fällt Kindern womöglich noch schwerer als Erwachsenen. Deshalb sind süßstoffgesüßte Getränke und Desserts (Seite 84–92) wichtig, um die Anti-Pilz-Diät für die Kleinen nicht zur Strafe geraten zu lassen. Lebhafte Kinder essen gern Süßes, weil sie durch die Energie des Zuckers schnell wieder Kraft zum Herumtoben bekommen. Als Ausgleich dafür können Sie den Sprößlingen zwischendurch Nüsse, süßstoffgesüßte Kekse (Seite 90) und eventuell Kartoffelprodukte wie Chips zum Naschen anbieten. Wichtig: Das Immunsystem der Kinder ist auf ausreichende Mengen von Mineralstoffen angewiesen. Deshalb zum Kochen unbedingt jodiertes Salz verwenden, und falls die Kleinen keinen Fisch mögen, den Arzt nach einem Jodpräparat fragen. Am besten auch den Eisenspiegel im Blut des Kindes regelmäßig überprüfen lassen.

Lebhafte Kinder essen gern Süßes, weil sie die Energie des Zuckers zum Herumtoben brauchen.

Vollwertkost – kein Mittel gegen Pilze

Vollwertanhänger beurteilen Lebensmittel nicht nur nach ihrer Zusammensetzung und der gesundheitlichen Bedeutung, sondern auch nach ökologischen und sozialen Aspekten. Daher halten sie Lebensmittel für um so wertvoller, je weniger sie industriell verarbeitet worden sind. Schon dies unterscheidet die Vollwertidee von der Anti-Pilz-Diät. Zeitsparende Industrieprodukte sind bei Pilzerkrankungen durchaus erlaubt, wenn sie zuckerfrei sind und keine anderen Zutaten enthalten, auf die sich schädliche Pilze gern stürzen (Seite 16). Die Anhänger der Vollwerternährung verzichten zwar auch auf Zucker, doch sie verzehren statt dessen süße Naturprodukte wie Honig, Ahornsirup und Trockenfrüchte. Wer Pilze vertreiben möchte, muß jedoch konsequent alles

Zuckerhaltige weglassen, also auch »vollwertige« Süßigkeiten. Vollwertköstler indes lehnen Süßstoffe, die bei der Anti-Pilz-Diät den Zucker ersetzen, als »unnatürlich« und »synthetisch« ab.

Die Gemeinsamkeit der beiden Ernährungsformen liegt also hauptsächlich in der Betonung von ballaststoffreichen pflanzlichen Lebensmitteln wie Getreide und Gemüse.

Einstieg in die Diät

Wer durch die Pilzerkrankung gezwungen ist, seine Eßgewohnheiten von heute auf morgen umzustellen, und plötzlich viel größere Mengen Gemüse und Getreide zu sich nimmt als gewohnt, bekommt möglicherweise erst einmal kleine Verdauungsprobleme.

Weil der Körper immer nur das produziert, was regelmäßig benötigt wird, reichen bei der Umstellung der Ernährung manchmal die Verdauungsenzyme vorübergehend nicht aus.

Weil unser Körper grundsätzlich nur das produziert, was im Moment benötigt wird, vermindert er auch die Produktion von bestimmten Verdauungsenzymen, wenn sie über längere Zeit nicht abgerufen worden sind. So fließen auch die für das Zerlegen der ungewohnten »groben« Nahrungsbestandteile benötigten Enzyme erst nach einer kurzen Eingewöhnungszeit in ausreichender Menge. Um Ballaststoffe abzubauen, braucht der Körper die Hilfe der Darmbewohner. Unsere Verdauungssäfte können erst an die in den Zellen gespeicherten Kohlenhydrate herankommen, wenn hochspezialisierte Bakterien der Darmflora genügend Enzyme bilden, um die pflanzlichen Zellwände abzubauen.

Als Folge der Umstellung bläht sich deshalb manchmal der Bauch, und es kann vorkommen, daß Sie sich »wie gestopft« fühlen. Beide Symptome stören das Wohlbefinden zwar etwas, aber sie verschwinden sofort, wenn der Körper sich umgestellt hat. Wichtig ist, mit vielen Kräutern und Gewürzen zu kochen, damit die Verdauungssäfte reichlich fließen.

Ernährungsumstellung

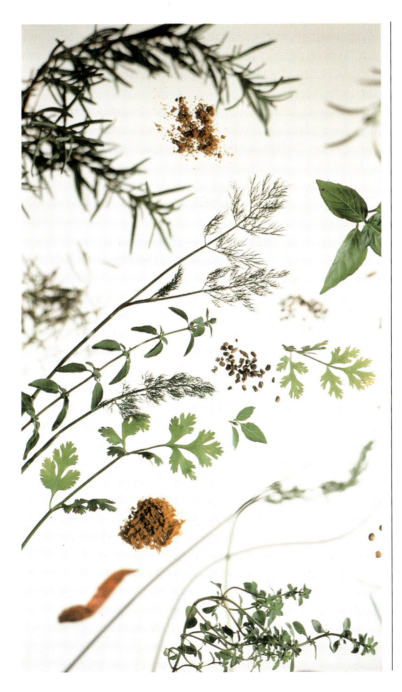

Kräuter und Gewürze lassen die Verdauungssäfte reichlich fließen und tragen deshalb dazu bei, Verdauungsprobleme zu lindern.

ANTI-PILZ-DIÄT

Die Darmflora – eine Lebensgemeinschaft im Inneren des Körpers

Im Darm des Menschen »wohnen« Milliarden nützlicher Bakterien. Sie leben von dem, was von unserer Nahrung für sie übrigbleibt, und spielen bei der Heilung von Pilzerkrankungen eine zentrale Rolle.

Nützliche Freunde

Die Rolle des Darms für die Gesundheit des Menschen wird oft unterschätzt.

Schon im alten China glaubten die Ärzte, daß »alle Krankheit im Bauch beginnt«. Bei uns erkannten vor allem die naturheilkundigen Ärzte der letzten hundert Jahre die wichtige Rolle des Darms für die Gesundheit und Leistungsfähigkeit des Menschen. Ihre Ernährungsempfehlungen ähneln sich allesamt. Wenig Fleisch, kein Zucker, viel Getreide und reichlich Gemüse heißt die Devise fast aller Erfahrungsmediziner. Die meisten Menschen, die ihre Eßgewohnheiten in dieser Richtung verändert haben, berichten schon nach kurzer Zeit, daß diffuse und chronische Beschwerden verschwinden und daß sie sich rundherum wohler und kraftvoller fühlen. Viele konservative Ärzte halten nicht viel von solchen Einzelerfahrungen und konnten sich bisher die günstigen Wirkungen wissenschaftlich nicht erklären. Sie machten Placeboeffekte, also Scheinwirkungen, die auf dem guten Glauben der von dieser Ernährungsform überzeugten Patienten beruhten, für die Heilerfolge verantwortlich. Zu Unrecht, glauben japanische Wissenschaftler, denn im Darm wachsen »falsche« Bakterien, wenn zuviel Fleisch und Fett gegessen wird. Sie produzieren beispielsweise Substanzen, die der Leber schaden und die Entstehung von Krebs begünstigen und sogar hervorrufen.

Neue Erkenntnisse zum Immunsystem

Heute vermuten führende Wissenschaftler, daß das Geheimnis der fleischarmen, aber getreide- und gemüsereichen Ernährungsweise in der günstigen Wirkung auf die Darmflora liegt, weil dort wohl der wichtigste Teil des Immunsystems angesiedelt ist. Drei Viertel aller Körperzellen, die Abwehrstoffe bilden, haben ihren Platz im Lymphgewebe der Darmwand. Dieses riesige, hochaktive Organ aktiviert die Immunantwort für alle Schleimhäute des Körpers. Sind die Abwehrzellen in der Darmschleimhaut alarmiert, sorgen sie dafür, daß auch in den Harnwegen, Bronchien und Mundschleimhäuten die Eindringlinge abgefangen werden können. Ist der Darm gesund und leistungsfähig, erhalten schädliche Pilze auch in anderen Organen kaum eine Chance, sich festzusetzen.

Drei Viertel aller immunwirksamen Zellen des Körpers haben ihren Platz in der Darmwand.

Neugeborene besitzen keine Darmflora

Bei der Geburt ist der Darm noch leer und keimfrei. Doch schon in den ersten Lebenstagen besiedeln Bakterien diese innere Grenze des Körpers zur Außenwelt. Jeder Säugling entwickelt dabei seine eigene individuelle Darmflora. Die Ernährung hat einen zentralen Einfluß darauf, welche Bakterien sich ansiedeln. Im Darm von gestillten Kindern wachsen vor allem Bifidusbazillen, die sich vom Milchzucker aus der Muttermilch ernähren und im Verdauungstrakt ein gesundes Klima schaffen. Wissenschaftliche Studien haben gezeigt, daß gestillte Säuglinge seltener erkranken als Kinder, die mit gekaufter Säuglingsnahrung ernährt werden. Der Grund liegt unter anderem im günstigen Zusammenspiel zwischen

Nützliche Darmbakterien schützen Babys gegen Durchfall, sogar wenn sie zusammen mit der Flaschennahrung verabreicht werden.

Muttermilch und Darmflora. In der Kinderklinik der amerikanischen John-Hopkins-Universität in Baltimore gab man Säuglingen zur Vorbeugung gegen Bauchkrämpfe und Durchfall nützliche Darmbakterien zusammen mit der Flaschennahrung ein – mit der Folge, daß die behandelten Kinder erheblich seltener an Durchfall erkrankten als Säuglinge, die mit der Flasche ernährt wurden, aber keine nützlichen Mikroben gefüttert bekommen hatten.

»Haustierchen« im Verdauungstrakt

Bakterien leben von dem, was für sie auf dem langen Weg durch den Verdauungstrakt von unserem Essen übrigbleibt.

Von der Lebensgemeinschaft mit den Darmbakterien profitiert auch die Gesundheit des erwachsenen Menschen. Symbiose nennen Biologen solche profitablen Freundschaften zwischen zwei unterschiedlichen Lebewesen. Unser Darm bietet einer Vielzahl von Bakterien ein Zuhause. Bis zu 400 Arten besiedeln als sogenannte Darmflora vor allem das Ende des Dünndarms und den Dickdarm. Sie leben von dem, was für sie auf dem langen Weg durch den Verdauungstrakt von unserem Essen übrigbleibt. Bakterien sind wählerisch. Die eine Art »steht« auf Milchzucker, der aus Milchprodukten stammt, andere mögen am liebsten Gemüsereste, wieder andere ernähren sich von dem, was von Kartoffeln oder Getreide an Überresten im Dickdarm anlangt. Stehen jedoch vor allem Fleisch, Wurst, Fett und Zuckerzeug auf dem Speisezettel, müssen die nützlichen Helfer darben; unerwünschte Fäulniserreger vermehren sich statt dessen. Essen wir aber reichlich Ballaststoffe in Form von Gemüse, Kartoffeln, Hülsenfrüchten und Getreidegerichten, dann ist der Tisch für die freundlichen Darmbewohner reich gedeckt. Ballaststoffe, Milchzucker und ein Teil der Stärke gelangen bis in den Dickdarm, wo die meisten nützlichen Bakterien hausen und sich von diesen Anteilen unseres Essens ernähren.

Nützliche Bakterien verscheuchen Darmpilze

Eine ausgewogene und weitgehend fleischlose Diät hat viele Vorteile: Vor allem fördert sie eine intakte Darmflora. Denn dann nehmen uns die freundlichen Bakterien einen Teil der Verdauungsarbeit ab und produzieren dabei Stoffe, die unser Immunsystem anregen. Aber vor allem verscheuchen sie schädliche Darmpilze. Sie tun dies mit Hilfe von Abwehrstoffen (Mikrozinen) und indem sie die Stellen in der Schleimhaut besetzen, an denen sich schädliche Pilze sonst festsetzen könnten. Die Darmflora ist also ein unentbehrlicher Teil unseres Immunsystems. Wenn wir durch ballaststoffreiches vegetarisches Essen den Bakterienrasen in unserem Darm gut füttern, erhalten krank machende Pilze keine Chance, sich anzusiedeln. Es sei denn, die Darmflora nimmt irgendwann wieder einmal Schaden, weil uns der Arzt bei schweren Erkrankungen Antibiotika oder Cortison verschreiben mußte. Auch seelische Tiefs und Dauerstreß können das empfindliche Gleichgewicht im Darm stören. Dann sollten Sie auf die Anti-Pilz-Diät umsteigen und der Darmflora Gelegenheit geben, sich zu erholen.

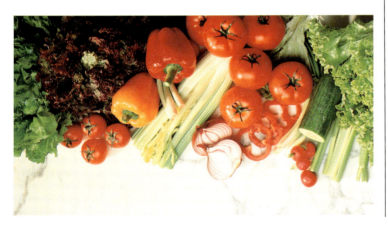

Pflanzenkost fördert die nützliche Darmflora, ein Übermaß an tierischen Lebensmitteln dagegen begünstigt schädliche Bakterien und letztlich auch Pilze.

Ballaststoffe können noch mehr

Die unverdaulichen Anteile der Pflanzenkost sind nicht nur Futter für eine gute Darmflora. Sie spielen in den vielfältigen Abläufen des Körpers gleich mehrere Rollen. Jede Art der Ballaststoffe hat dabei ganz spezielle Aufgaben. So nehmen beispielsweise die Quellstoffe Flüssigkeit auf, vergrößern das Volumen des Nahrungsbreis und machen ihn weich und geschmeidig. Weizenkleie kann um das Dreifache seines Gewichts aufquellen, Quellstoffe aus Gemüse und Leinsamen saugen sogar ein Vielfaches an Feuchtigkeit auf. Vor allem aber binden sie schleimhautreizende, unverträgliche und eventuell auch giftige Stoffe im Darm und transportieren die Substanzen schnell hinaus. Faserstoffe quellen zwar nicht sehr, doch sie lassen Verdauungssäfte schneller fließen, massieren die Darmwand und sorgen so für eine gute Durchblutung. Beide Funktionen sind innerhalb einer Anti-Pilz-Diät wesentlich.

Ballaststoffe gegen schlechte Laune

Ballaststoffe verstärken die Wirkung der Anti-Pilz-Medikamente und mildern die unangenehmen Auswirkungen der Erkrankung. Sie umschließen schädliche Substanzen im Darm und transportieren sie hinaus.

Während der Behandlung einer Darmpilzinfektion fühlen sich viele Menschen schwach und mißlaunig. Der Grund: Die Anti-Pilz-Medikamente töten auf einen Schlag viele Pilzzellen ab und setzen dabei deren Stoffwechselprodukte frei. Das kann leichte vergiftungsähnliche Zustände verursachen. Ärzte kennen diesen Effekt auch von der Behandlung bakterieller Erkrankungen. Wenn Sie gleich zu Beginn Ihrer medizinischen Pilzbehandlung reichlich Ballaststoffe zu sich nehmen, umschließen diese die Problemstoffe im Darm und transportieren sie hinaus, bevor sie durch die Darmwand in den Körper gelangen können. So bekommen Sie als Patient die kurzzeitigen, aber unschönen Nebeneffekte der Arzneimittel nicht so sehr zu spüren.

Eine ballaststoffreiche Ernährung verstärkt zudem die Wirkung der Anti-Pilz-Medikamente, denn durch den prall gefüllten Darm gelangen die Wirkstoffe bis in jede Falte des Verdauungstraktes. Aber all diese günstigen Wirkungen kommen nur zustande, wenn Sie reichlich Flüssigkeit über den Tag verteilt trinken. Verdünnte Gemüsesäfte, Kräutertees und Mineralwasser eignen sich am besten.

Gute Quellen für Ballaststoffe

Wer ballaststoffarme Lieblingsgerichte anreichern möchte, hat die Wahl zwischen verschiedenartigen Produkten. So besteht Weizenkleie hauptsächlich aus Faserstoffen (Zellulose), Haferkleie liefert dagegen hauptsächlich lösliche Ballaststoffe (Glucane). Hauptbestandteil der Rübenflocken ist, ebenso wie bei Weizenkleie, der unlösliche Ballaststoff Zellulose. Den löslichen Ballaststoff Pektin gibt es flüssig in kleinen Kartons (Gelin) oder als Pulver (Apfelpektin). Am besten probieren Sie selbst aus, welche Art von Ballaststoffpräparaten beim Kochen zu welchem Gericht am besten paßt. Rübenflocken sind gut zum Backen, passen aber auch in Gemüsegerichte und Eintöpfe. Sie sind glutenfrei, deshalb geeignet für Getreideallergiker. Weizen- und Haferkleie schmecken gut in Joghurt oder in Quarkspeisen gemischt. Pektin verschwindet spurlos in Suppen, in Salatdressings auf Essig-Öl-Basis und in Gemüsegerichten. Ganz gleich, welche Ballaststoffsorte Ihnen am besten schmeckt und bekommt, verwenden Sie jeweils nur kleine Mengen auf einmal. Sonst verändert sich der gewohnte Geschmack der Gerichte zu sehr, und die Bekömmlichkeit sinkt. In jedem Fall wichtig: Je mehr Unverdauliches Sie essen, desto mehr sollten Sie trinken. Sonst können die Ballaststoffe nicht genügend aufquellen und verursachen statt der erwarteten Linderung am Ende sogar Verdauungsprobleme.

Ballaststoffe beschleunigen den Weg der Nahrung durch den Darm. Wird der Nahrungsbrei schnell abtransportiert, gelangen weniger schädliche Stoffwechselprodukte der Pilze durch die Darmwand in den Körper.

FRÜHSTÜCK

Frühstück– die wichtigste Mahlzeit des Tages

Essen Sie in den ersten zwei bis drei Wochen der Pilzbehandlung anstelle von Brot ein spezielles Müsli zum Frühstück. Es liefert genügend Energie für einen guten Start in den Tag.

Wer morgens gern Konfitüre, Honig, Brötchen und helles Brot ißt oder Rührei mit Speck und dicke Wurstbrote liebt, muß sich während der Anti-Pilz-Diät mit einer Umstellung anfreunden: In den ersten zwei bis drei Wochen der Pilzbehandlung sollten Sie anstelle von Brot ein spezielles Müsli zum Frühstück essen. Die Mischung aus Flocken, Nüssen, Milchzucker und Kleie schmeckt angenehm nussig und ist durch den enthaltenen Milchzucker leicht gesüßt. Sie werden es schnell merken: Das Müsli liefert genügend Energie für einen guten Start in den Tag. Vor allem aber bleiben Sie nach dem Frühstück für lange Zeit leistungsfähig, weil die Zutaten erst nach und nach aufgeschlossen werden und so dem Körper stetig Kraft liefern. Dafür sorgen die unterschiedlichen Sorten Getreideflocken, Nüsse und Samenkerne. Wer mag, kann das Müsli auch als Proviant zur Arbeit mitnehmen. Außerdem steckt in dem Müsli eine ausgeklügelte Kombination von unterschiedlich wirkenden Ballaststoffen, die die unliebsamen Stoffwechselprodukte der Darmpilze aufnehmen und schnell aus dem Darm befördern. Für Pilze ist Milchzucker unverdaulich, dafür gedeihen durch ihn die Milchsäurebakterien in unserer Darmflora um so besser, die helfen, die Pilze zu vertreiben. Den Zähnen gibt das Fungimüsli mehr zu tun als ein belegtes Brötchen. Beim Kauen der Nußkerne und Flocken bildet sich reichlich Speichel, und das Zahnfleisch wird besser durchblutet. Beides ist gut gegen Pilze, die sich in der Mundhöhle eingenistet haben.

GUT IN DEN TAG GESTARTET

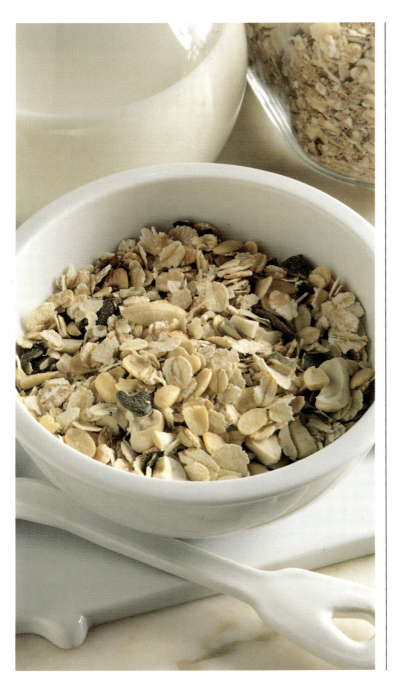

*Das Fungimüsli
ist das optimale Frühstück
während der Anti-Pilz-Diät,
denn es bietet unerwünschten
Pilzen keinen Nährboden.
Frisches und getrocknetes Obst
sowie »verbotene« Zucker
haben in dieser
Getreideflocken-Nuß-Mischung
nichts zu suchen
(Rezept Seite 30).*

FRÜHSTÜCK

Vor dem Frühstück trinken

Vielleicht probieren Sie es auch einmal:

Vielen Pilzkranken bekommt es gut, noch vor dem Frühstück eine größere Menge, also mindestens 1/4 Liter Flüssigkeit, zu trinken. Lauwarmer schwarzer Tee,

dünner Kaffee oder Kräutertee schmeckt und bekommt am besten. Wichtig ist, daß die Flüssigkeit zügig getrunken wird. Sie spült den Verdauungstrakt, schwemmt dabei schädliche Stoffwechselprodukte hinaus und entlastet den Darm.

Fungimüsli

AUF VORRAT MISCHEN

Zutaten für 25–30 Portionen: *75 g Cashewkerne*
75 g ungeschälte Mandelkerne ● 50 g Sonnenblumenkerne
75 g Kürbiskerne ● 150 g geröstete Sojakerne ● 150 g Weizenkleie
200 g Haferkleieflocken ● 150 g Leinsaat ● 100 g Milchzucker
250 g kernige Haferflocken ● 100 g Roggenflocken
150 g Gerstenflocken ● 200 g Weizenflocken

TIP:

Falls Sie Allergien oder Unverträglichkeiten gegen eine der Nuß- oder Getreidesorten oder gegen Milchzucker haben, können Sie die betreffende Zutat natürlich weglassen oder durch eine andere der aufgelisteten Zutaten ersetzen.

1

Mandeln, Cashew-, Sonnenblumen- und Kürbiskerne grob hacken und in eine große Schüssel geben.

Sojakerne, Weizen- und Haferkleie, Leinsaat, Milchzucker und alle Getreideflocken zufügen.

2

Alle Zutaten gut durchmischen und in fest schließende Dosen oder Gefrierbeutel füllen.

Auf Vorrat gekaufte Müslimengen werden am besten im Gemüsefach des Kühlschranks gelagert.

So schmeckt das Müsli am besten

Zum Essen das Müsli mit Milch oder Sauermilchprodukten gut befeuchten und einige Minuten stehenlassen. Wer mag, kann zwischen Naturjoghurt, Buttermilch, Quark, Dickmilch oder Molke abwechseln. Falls Ihnen daran liegt, überschüssige Pfunde loszuwerden und den Körper zu entlasten, wählen Sie fettarme Milchprodukte, oder Sie feuchten es mit wenig Wasser an und geben erst dann Magerquark oder -joghurt dazu. Wer mag, kann dem Müsli zum Ausgleich, weil während der Anti-Pilz-Diät keine Früchte erlaubt sind, mit einer Prise Vitamin C (Ascorbinsäure aus dem Drogeriemarkt oder der Apotheke) eine säuerlich-fruchtige Note geben. Der Körper wird mit der Pilzinfektion besser fertig, wenn er mit Vitamin C reichlich versorgt ist. Süßen können Sie das Fungimüsli ganz nach Geschmack mit zuckerfreiem Flüssigsüßstoff.

Früchte sind während der Anti-Pilz-Diät verboten. Um trotzdem genug Vitamin C zu bekommen, kann Vitamin-C-Pulver zum Müsli gegeben werden.

Kein Verzicht auf Brot

Falls Sie an einem sehr hartnäckigen Pilzbefall leiden und deshalb die Diät über mehrere Wochen einhalten wollen, müssen Sie auf Brot nicht verzichten. Doch wählen Sie am besten nur Sorten, die mit natürlichem Sauerteig gebacken sind und zu 100 Prozent aus Vollkornmehl oder -schrot bestehen. Dabei spielt es keine Rolle, ob der Teig fein oder grob ist und ob ganze Körner darin zu sehen sind oder nicht. Auffällig dunkelbraune Brote sind dagegen ungeeignet, weil die Bäcker sie mit malzhaltigen Zutaten nachfärben. Fragen Sie genau nach, aus welchem Teig das Brot gebacken wurde. Verkäuferinnen in Supermärkten können meist keine sachliche Auskunft geben; deshalb ist es besser, bei einem guten Bäcker einzukaufen und sich notfalls in der Backstube nach der Zusammensetzung zu erkundigen.

Bei Vollkornbrot spielt es keine Rolle, ob der Teig fein oder grob ist und ob ganze Körner darin zu sehen sind oder nicht.

FRÜHSTÜCK

Brötchen aus Vollkornmehl sind selten

Auf lockere helle Brötchen müssen Sie für die Zeit der Diät komplett verzichten. Sie enthalten nur geringe Mengen der namensgebenden ballaststoffreichen dunklen Mehle (z. B. Roggen, Schrot). Der Teig wird meist mit zuckerhaltigen Backmitteln versetzt, weil die Brötchen dann besser aufgehen und die Kruste knuspriger gerät. Wer ganz auf Nummer Sicher gehen möchte, backt sich die Brötchen im eigenen Ofen. Das ist auch für weniger erfahrene Bäcker(innen) kein großes Problem. Hauptsache, Sie nehmen sich etwas Zeit und wiegen alle Zutaten genau ab. Dann gelingen Brot und Brötchen problemlos.

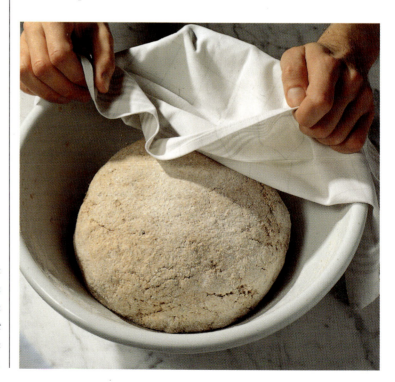

Brot und Brötchen selber zu backen ist kein Problem, wenn man sich etwas Zeit nimmt und die Rezeptangaben genau einhält.

BRÖTCHEN

Sojabrötchen

Zutaten für 16 Stück: *1/2 Würfel Hefe oder*
1 Päckchen Trockenhefe • *1/4 Liter Milch*
500 g feines Weizenvollkornmehl
50 g Sojamehl • *2 EL gehackte Sojakerne* • *1 TL Salz*
20 g Margarine

AUS VOLLKORNMEHL

1
Hefe in lauwarmer Milch und 3 EL Wasser auflösen.

2
450 g Mehl, Sojamehl, Sojakerne und 1 TL Salz in einer Schüssel vermischen.
Margarine und die aufgelöste Hefe zufügen und alles mit den Knethaken des Handrührers zu einem glatten Teig verarbeiten.

3
Den Teig mit einem Küchentuch zudecken und bei Zimmertemperatur so lange gehen lassen, bis er sich etwa verdoppelt hat. Das dauert bis zu 45 Minuten.

4
Ein Backblech mit Backpapier auslegen. Den Teig auf der mit Mehl bestreuten Arbeitsfläche noch einmal gründlich durchkneten und in 2 Portionen teilen.

5
Jede Hälfte zu einer Rolle formen, in 8 gleich große Stücke schneiden und zu Kugeln formen.

6
Die Oberfläche der Teigstücke mit einem Sägemesser kreuzweise einschneiden.
Die Brötchen auf das Backblech setzen und nochmals 15 Minuten gehen lassen. Mit leicht gesalzenem Wasser bestreichen.

7
Im vorgeheizten Backofen bei 200 Grad (Gas: Stufe 3) etwa 30 Minuten backen.

TIP:
Sojabrötchen lassen sich gut einfrieren.
Haltbarkeit: etwa 3 Monate.

■ FRÜHSTÜCK

Was kommt aufs Brot?

Käse, Quark oder Hüttenkäse mit Kräutern gewürzt oder mit Süßstoff gesüßt schmeckt zum Frühstücksbrot.

Mancher ißt als Brotbelag auch gern Crème fraîche mit Tomaten, geraspeltem Rettich, Kresse oder Avocados in Scheiben.

Wer trotz der Medikamente, die den bei Pilzkranken oft ausgeprägten Süßhunger schnell besänftigen, gern süß frühstückt, kann sich anstelle von Konfitüre einen Brotaufstrich mit Süßstoff selbst mixen.

Schoko-Nuß-Creme

SÜSSER BROTAUFSTRICH

✗

Zutaten für 12 Portionen: 2 EL guter Kakao

200 g ungesüßtes Nußmus (Reformhaus)

175 g Margarine ● 2 EL Sojamehl

(Reformhaus) ● 2 EL Milchzucker ● Salz ● gemahlene Vanille

oder Vanilleextrakt ● flüssiger zuckerfreier Süßstoff

INFO:
Die Schoko-Nuß-Creme wird durch die emulgierenden Eigenschaften des Sojamehls gleichmäßig sahnig und streichfähig. Gleichzeitig ergänzt das enthaltene Sojaeiweiß die Eiweißqualität der Nüsse und sorgt für hochwertiges Nahrungsprotein.

1

Nußmus, Margarine, Kakao, Sojamehl und Milchzucker in eine Rührschüssel geben und mit den Quirlen des Handrührers schlagen, bis eine gleichmäßige Creme entstanden ist.
Mit 1 Prise Salz, 1 Prise Vanille und mit Süßstoff abschmecken.

2

Die Nußcreme in Schraubgläser oder in Plastikdosen füllen.
Leicht auf die Arbeitsfläche stoßen, damit die Luftblasen entweichen, und gut verschließen.
Im Kühlschrank hält sich die Schoko-Nuß-Creme dann ca. 2 Wochen.

Frisch gekocht – warme Gerichte für mittags und abends

Bei einer Pilzerkrankung hilft eine fundierte Diät, die Beschwerden zu lindern und die Abwehrkräfte des Körpers so zu stärken, daß es nicht gleich zu einer erneuten Infektion kommt.

Gemüse für das Immunsystem

Im Mittelpunkt jedes Essens sollte ein Gemüsegericht stehen, denn allein der üppige Vitamin- und Mineralstoffgehalt der meisten Gemüsesorten wäre schon ein Grund für Pilzpatienten, möglichst viel Grünzeug auf den Tisch zu bringen. Amerikanische Gesundheitsfachleute empfehlen drei Gemüsemahlzeiten pro Tag als beste Vorbeugung gegen chronische Erkrankungen.

Das Immunsystem ist durch den Befall der Parasiten oft schwer belastet und wird durch die Gemüsenährstoffe optimal versorgt und zur Regeneration angeregt. Neue Forschungsergebnisse zeigen darüber hinaus, daß die natürlichen Farbstoffe des Gemüses – Wissenschaftler nennen sie Flavonoide – bei dem Kampf gegen die Schmarotzer eine wichtige Rolle spielen. Sie helfen dem Körper, mit den giftigen Stoffwechselprodukten der Pilze besser fertig zu werden. Daneben bieten viele Gemüsesorten heilsame Wirkstoffe. Vor allem die Familie der Liliengewächse (Knoblauch, Zwie-

Heute steht immer Gemüse im Mittelpunkt, wenn Experten über gesunde Lebensmittel diskutieren.

Warme Gerichte

beln, Schalotten, Porree und Schnittlauch) enthält sogenannte Phytonzide, die gegen krankmachende Pilze wirken. Milde Gemüse wie Porree und Schnittlauch haben die geringste Wirkung, Knoblauch bei weitem die stärkste. Insbesondere der Knoblauchwirkstoff Allicin hilft dem Körper, sich erfolgreich gegen die Angriffe von Pilzen zu wehren. Ähnliches gilt übrigens auch für Rettich, Meerrettich und Kresse. Sie wirken durch ihre Senföle sogar gegen hartnäckige Pilzinfektionen. Die ätherischen Öle dieser Gemüse lassen außerdem die Verdauungssäfte reichlicher fließen und fördern so die Durchblutung der Schleimhäute. Auch das hilft gegen Pilzbefall.

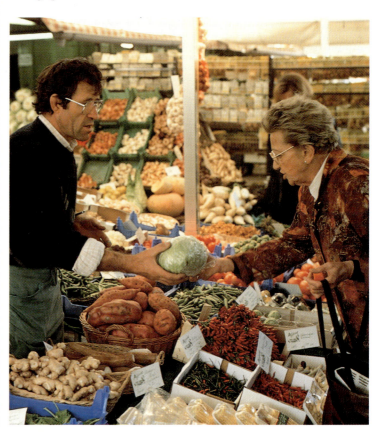

Flavonoide, natürliche Farbstoffe aus dem Gemüse, helfen, das Immunsystem fit zu halten.

PFANNENGEMÜSE

Zwiebel-Kartoffel-Gemüse

Zutaten für 2 Portionen: *500 g Kartoffeln (festkochende Sorte) 500 g Frühlingszwiebeln • 2 EL Öl • 1 Knoblauchzehe • Salz Pfeffer aus der Mühle • etwa 300 ml Brühe 2 EL flüssiges Pektin (Gelin) • 1 EL Sonnenblumenkerne 75 g Doppelrahm-Frischkäse*

SCHNELL UND PREISWERT

1
Kartoffeln schälen und würfeln. Zwiebeln putzen und schräg in etwa 3 cm breite Stücke schneiden. In einer großen Pfanne Öl erhitzen.

2
Erst den zerdrückten Knoblauch, dann die Kartoffelwürfel zufügen und bei mittlerer Hitze andünsten, dabei häufig wenden. Zwiebeln zufügen, mit Salz und Pfeffer würzen.

3
Das Gemüse mit Brühe knapp bedecken. Etwa 10 Minuten bei milder Hitze schmoren. Pektin unterrühren. Sonnenblumenkerne in einer trockenen Pfanne leicht anrösten.

4
Das Gemüse mit Flöckchen vom Frischkäse belegen und mit Sonnenblumenkernen bestreuen.
In der Pfanne servieren.

INFO:
Zwiebeln enthalten schwefelhaltige ätherische Öle, die gegen krank machende Pilze wirken. Diese pilzhemmende Wirkung erstreckt sich auf die Mundhöhle und den gesamten Verdauungstrakt.

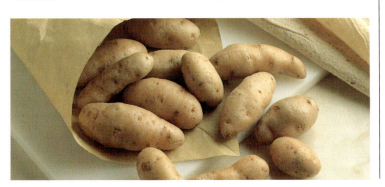

Kartoffeln, die stärkereichen Knollen, sollten oft auf Ihrem Speiseplan stehen.

WARME GERICHTE

Schnelles Bohnen-Chili

EINFACH

Zutaten für 2 Portionen: *1 kleine Dose rote Bohnen*

100 g Zwiebeln ● 1 Knoblauchzehe

1/2 Bund Suppengrün ● 1 EL Keimöl ● Salz

1 TL Paprika, edelsüß ● 1 TL Chilipulver

gemahlener Piment ● gemahlene Muskatnuß

100–200 ml Brühe

TIP:

Füllen Sie die Tacoschalen mit dem Chili, oder essen Sie einfach Fladenbrot dazu.

1

Die Bohnen abtropfen lassen. Zwiebeln und Knoblauch schälen und würfeln. Suppengrün putzen und fein würfeln. Das Öl in einem Topf erhitzen. Zwiebeln und Gemüse darin hellgelb anbraten. Salzen. Den Knoblauch dazugeben und bei kleiner Hitze glasig dünsten.

2

Die Bohnen zu dem angedünsteten Gemüse geben. Mit Salz, Paprika, Chili, Piment und Muskat würzen.

3

Die Brühe zugießen und das Chili bei schwacher Hitze 15 Minuten im geschlossenen Topf schmoren.

INFO

Das Bohnen-Chili verstärkt durch seine scharfen Gewürze die Durchblutung und läßt die Verdauungssäfte kräftig fließen.

Die Bohnen liefern wie alle Hülsenfrüchte reichlich Ballaststoffe und werden so langsam und gleichmäßig verdaut, daß der Blutzuckerspiegel weder übermäßig in die Höhe geht noch unvermittelt abfällt. Das macht für lange Zeit angenehm satt.

BOHNENGERICHTE

Überbackene grüne Bohnen

Zutaten für 4 Portionen: *750 g breite grüne Bohnen*
(ersatzweise Tiefkühlbohnen) ● *2 Fleischtomaten* ● *200 g Zwiebeln*
2 EL Olivenöl ● *Salz* ● *Pfeffer aus der Mühle* ● *1 Lorbeerblatt*
1/4 getrocknetes Bohnenkraut ● *1/8 l Gemüsesaft*
50 g schwarze Oliven ● *2 Schmelzkäseecken (125 g)*

*LÄSST SICH GUT
VORBEREITEN*

1

Bohnen waschen und putzen. Tomaten entkernen und würfeln. Zwiebeln abziehen, würfeln und im Öl bei kleiner Hitze glasig dünsten.

2

Bohnen mit Salz, Pfeffer, Lorbeerblatt und Bohnenkraut dazugeben. Kurz anschmoren, mit Gemüsesaft ablöschen. Bei mittlerer Hitze im geschlossenen Topf 10 Minuten garen.

3

Oliven entkernen. Bohnen und Tomaten in eine flache ofenfeste Form füllen, die Oliven zufügen.

4

Den Schmelzkäse in kleine Stückchen teilen und auf das Gemüse geben.
Das Bohnengemüse im vorgeheizten Backofen bei 225 Grad (Gas: Stufe 4) backen, bis der Käse zerlaufen und leicht gebräunt ist.

TIP:
*Das gratinierte
Bohnengemüse schmeckt
zu Pellkartoffeln,
gekochtem Weizen
oder zu Hirse.
Berufstätige können die
Zutaten schon am Vortag
in die Form geben,
kalt stellen und dann
im Backofen bei 200 Grad
(Gas: Stufe 3)
erhitzen und überbacken.*

GRÜNE BOHNEN
*Wie fast alle Gemüse liefern sie reichlich Mineralstoffe,
neben Spurenelementen wie Magnesium, Zink, Fluor
und Selen vor allem Wasser ausschwemmendes Kalium.
Roh enthalten alle Bohnensorten den giftigen Stoff Phasin.
Er schädigt das Blut und wird nur durch eine Kochzeit von
mindestens 7 Minuten unschädlich gemacht.*

WARME GERICHTE

Gemüse mit Mohn-Aillade

EINFACH

Zutaten für 4 Portionen: *100 g Mohn*
1 kg Gemüse der Saison (z. B. Spargel, Möhren, Fenchel, grüne
Bohnen, Porree und Zucchini) ● Salz ● 3–4 Knoblauchzehen
75 ml Sonnenblumenöl ● 1/4 Liter Keimöl
Saft von 1/2 Zitrone ● Pfeffer aus der Mühle
etwas gehackte Basilikumblätter

TIP:
Die dunkelglänzende aromatische Mohn-Aillade paßt auch gut zu gekochten Eiern, Pellkartoffeln, gekochtem Getreide und vor allem zu Artischocken. Im Kühlschrank hält sie sich bis zu 4 Tagen.

1
Den Mohn in einer trockenen Pfanne unter Rühren so lange erhitzen, bis er kräftig duftet. Abkühlen lassen.

2
Das Gemüse waschen, putzen und in große Stücke teilen.

3
Salzwasser in einem Topf zum Kochen bringen.
Die einzelnen Gemüsesorten nacheinander im Salzwasser blanchieren.
Möhren und Bohnen jeweils etwa 8 Minuten, Porree und Zucchini 3–4 Minuten garen.

4
Von den Knoblauchzehen die Schale abziehen und anschließend zusammen mit dem Mohn im Blitzhacker fein zerkleinern.
Dann das Sonnenblumen- und Keimöl nach und nach portionsweise zufügen und weitermixen, bis die Mischung heller wird.

5
Die Sauce mit Salz, Zitronensaft und Pfeffer abschmecken, 1 oder 2 EL kochendheißes Wasser zufügen, falls die Sauce zu dick ist.
Die fertige Mohn-Aillade in eine Schale füllen und mit Basilikum bestreuen.
Das blanchierte Gemüse und die Sauce auf einer großen Platte anrichten.

SUPPEN ■

Linsensuppe

Zutaten für 4 Portionen: *250 g Linsen ● Salz*
500 g Kartoffeln ● 3 Zwiebeln ● 1 Knoblauchzehe
1 Bund glatte Petersilie ● 100 g Sellerieknolle ● 2 Möhren
3 EL Olivenöl ● 1 EL Tomatenmark ● 3/4 Liter Brühe
1–2 EL Essig ● Pfeffer aus der Mühle ● 100 g Schafkäse

SCHMECKT AUCH
AUFGEWÄRMT

1
Die Linsen für einige Stunden in kaltem Wasser einweichen. Abtropfen lassen und in reichlich Salzwasser etwa 15 Minuten garen. Auf ein Sieb geben. Kartoffeln schälen und würfeln. Zwiebeln und Knoblauch schälen und fein würfeln oder im Blitzhacker zerkleinern.

2
Petersilie grob hacken. Sellerie und Möhren schälen und in feine Stifte schneiden. Das Öl in einem Topf erhitzen

und das vorbereitete Gemüse darin 5 Minuten bei kleiner Hitze dünsten. Tomatenmark zufügen und kurz mit anschmoren.

3
Linsen, Kartoffelwürfel und Brühe dazugeben. Die Suppe etwa 30 Minuten bei kleiner Hitze garen, bis die Linsen gar, aber noch nicht aufgeplatzt sind. Mit Essig, wenig Salz und reichlich Pfeffer abschmecken. Den Schafkäse würfeln und beim Auffüllen auf die Suppe geben.

TIP:
Die Suppe ist im Handumdrehen fertig, wenn Sie Dosenlinsen verwenden.

FALLS SIE HÜLSENFRÜCHTE NICHT GUT VERTRAGEN
Gegen Blähungen helfen Fenchel, Kümmel oder Beifuß als Gewürz mitgekocht.
Oder Sie trinken nach dem Essen einen Tee aus Kamille und Pfefferminze.

WARME GERICHTE

Grünkernsuppe mit Rauke

Einfach

Zutaten für 4 Portionen: *300 g Rauke*
300 g Lauchzwiebeln • 50 g Margarine • 3/4 Liter Brühe
1 EL Grünkernschrot • Salz • Pfeffer aus der Mühle

1
Rauke waschen, Blätter abzupfen und die Stiele fein hacken. Lauchzwiebeln putzen und kleinschneiden. Zwiebeln und Raukenstiele in 30 g Margarine glasig schwitzen.

2
Brühe zu den angedünsteten Zwiebeln und Raukenstielen gießen und aufkochen. Grünkernschrot zufügen und noch 5 Minuten mitkochen.

3
Raukenblätter in feine Streifen schneiden und in der restlichen Margarine andünsten.
Zur Suppe geben, kurz erhitzen und mit Salz und Pfeffer nachwürzen.

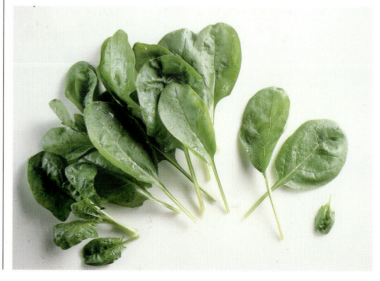

Rauke wird oft auch unter der italienischen Bezeichnung »Rucola« verkauft. Das würzige Blattgemüse läßt sich durch Brunnenkresse oder Spinat (Foto) ersetzen.

GEMÜSEGERICHTE

Porree in Zitronensauce

Zutaten für 2 Portionen: 500 g Porree • Salz
2 Eigelb • 2–3 EL Zitronensaft • Pfeffer aus der Mühle

SCHNELL UND RAFFINIERT

1

Den Porree putzen, waschen und in Stücke schneiden. In kochendes Salzwasser geben und in etwa 5 Minuten knapp gar kochen.

2

Inzwischen das Eigelb in einen Topf geben, auf die Kochplatte setzen und die niedrigste Temperatur einstellen (beim Gasherd den Topf ins heiße Wasserbad setzen, denn das Ei gerinnt bei zu großer Hitze sofort).

3

Eigelb mit 1 Prise Salz schaumig schlagen und dabei löffelweise den Zitronensaft dazugeben. So lange schlagen, bis der Schaum feinporig und leicht dicklich wird. Sollte sich am Topfboden eine Schicht bilden, den Topf auf die benachbarte kalte Kochplatte ziehen und eine Weile weiterschlagen.
Die Sauce mit Salz und Pfeffer kräftig würzen und sofort zum Porree servieren, wenn sie cremig geworden ist.

TIP:
Zum Porreegemüse schmecken Bratkartoffeln oder gekochtes Getreide wie beispielsweise Buchweizen-Kasha (Seite 53).
Das Gemüse paßt aber auch zu gedünstetem Fisch.

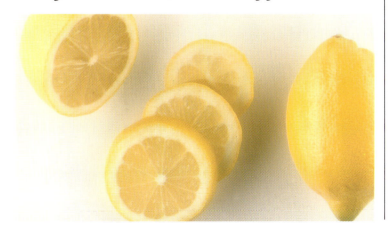

Die angenehme Säure der Zitronen verleiht diesem Porreegemüse seine besondere Note.

WARME GERICHTE

Bunte Gemüsesuppe

LÄSST SICH
VORBEREITEN

Zutaten für 4 Portionen: *100 g weiße Bohnen (getrocknet)*
150 g Knollensellerie ● 200 g Kartoffeln ● 200 g Möhren
500 g Wirsing ● 2 Knoblauchzehen ● 50 g Margarine
Pfeffer aus der Mühle ● 1 Liter Brühe ● 2 Fleischtomaten
Salz ● 50 g geriebener Parmesankäse ● 1 Bund Basilikum

TIP:

Die Suppe ist in 1/2 Stunde
fertig, wenn Sie
weiße Bohnen
aus der Dose verwenden.
Sie schmeckt auch mit
Kichererbsen oder schwarzen
Bohnen als Einlage.

1

Bohnen am Vorabend in kaltem Wasser einweichen. Am nächsten Tag die Bohnen mit frischem Wasser bedeckt ohne Salz etwa 1 Stunde garen.

2

Sellerie, Kartoffeln und Möhren schälen und würfeln. Wirsing putzen und in breite Streifen schneiden.

3

Die Knoblauchzehen schälen und hacken. In heißer Margarine anbraten. Das Gemü-

se zufügen, andünsten und zum Schluß die gegarten weißen Bohnen abgetropft dazugeben. Mit Pfeffer würzen und die Brühe dazugießen.

4

Die Suppe bei milder Hitze 20 Minuten garen. Die Tomaten fein würfeln und zufügen. Die Gemüsesuppe zum Schluß mit Salz und Pfeffer abschmecken und in eine vorgewärmte Terrine füllen. Mit Parmesan und gehacktem Basilikum bestreut servieren.

GEMÜSE – JE BUNTER, DESTO BESSER
Wer viel Gemüse ißt, bleibt länger jung und fit. Denn dann stimmt die Versorgung mit gelblichen und rötlichen Pflanzenfarbstoffen (Flavonoide und Karotinoide). Die Naturfarben schützen die Zellen vor Verschleiß und damit den Körper vor chronischen Krankheiten.

LINSEN

Linsen-Curry

Zutaten für 3 Portionen: *250 g Gemüsezwiebeln*
2 Knoblauchzehen ● 3 EL Keimöl ● 2–3 TL Currypulver (Madras)
1 große Dose gekochte Linsen ● 150 ml Brühe
Salz ● Essig ● flüssiger zuckerfreier Süßstoff
250 g körniger Frischkäse

**PREISWERT
UND SCHNELL**

1
Zwiebeln schälen und in Streifen schneiden. Knoblauch abziehen und grob hacken.
Beides in Öl bei mittlerer Hitze glasig schmoren.

2
Currypulver unterrühren und bei milder Hitze kurz

ziehen lassen. Abgetropfte Linsen und Brühe dazugeben. Im geschlossenen Topf 10 Minuten bei kleinster Hitze schmoren.

3
Das Curry mit Salz, Essig und 1 Spritzer Süßstoff würzen. Mit je 1 Klecks Frischkäse servieren.

TIP:
Zum Linsengemüse paßt gekochte Hirse oder Bulgur.

Curry ist eine indische Mischung aus verschiedenen Gewürzen.

WARME GERICHTE

Indische Kichererbsen mit Kartoffeln

AUCH FÜR GÄSTE

Zutaten für 3 Portionen: *750 g Kartoffeln (festkochende Sorte) ● 2 Zwiebeln ● 2 Knoblauchzehen 1 Stück frische Ingwerwurzel (etwa 6 cm lang) 3 EL Öl zum Braten ● 1 große Dose gekochte Kichererbsen 1/2 TL Kurkuma (Gelbwurz) ● 1–2 TL Garam Masala (indische Gewürzmischung) ● Cayennepfeffer ● Saft von 1/2 Zitrone 300 ml Brühe ● Salz*

TIP:

Zu dem scharf gewürzten Eintopf ißt man am besten milde Beilagen wie zum Beispiel dicke Gurkenscheiben und Tomatenstücke.

1

Kartoffeln schälen und in dicke Scheiben schneiden. Zwiebeln und Knoblauch abziehen. Die Ingwerwurzel schälen und in kleine Stücke schneiden. Zwiebeln, Knoblauch und Ingwer im Mixer fein pürieren.

2

Das Öl in einem großen Topf erhitzen und die Paste auf einmal hineingeben (Vorsicht, spritzt!). Einige Minuten unter Rühren braten,

dann die abgetropften Kichererbsen und die Kartoffelscheiben dazugeben.

3

Kurkuma, Garam Masala und 1 Prise Cayennepfeffer darüber verteilen und unter Rühren kurz andünsten.

4

Mit Zitronensaft und Brühe ablöschen. Salzen und im geschlossenen Topf 15 Minuten schmoren. Mit Cayennepfeffer scharf abschmecken.

INFO

Die Schärfe des verwendeten Cayennepfeffers stammt vom fungiziden Capsaicin, das die Durchblutung in den Darmschleimhäuten fördert und die Geschmacksnerven anregt.

FEINE SAUCEN

Eier und Möhren in Senf-Mousseline

Zutaten für 2 Portionen: *500 g Möhren*
500 g Kartoffeln (festkochende Sorte) ● *Salz* ● *4 Eier*
3 Eigelb ● *1 Limette* ● *Pfeffer aus der Mühle*
100 g gutgekühlte Butter ● *3 EL zuckerfreier Senf*

PREISWERT
AUCH FÜR GÄSTE

1
Möhren und Kartoffeln schälen und in Salzwasser etwa 20 Minuten garen. Eier in 8 Minuten hart kochen. Alles warm stellen.

2
Eigelbe mit 1 TL kaltem Wasser, dem Saft der Limette, Salz und Pfeffer in einer Schüssel oder einem Wasserbadtopf kräftig aufschlagen.

3
Die Butter in Würfel schneiden und mit dem Senf zu den aufgeschlagenen Eigelben geben.
Auf dem heißen Wasserbad mit den Quirlen des Handrührers gleichmäßig aufschlagen.
Die Sauce wird cremig, wenn alle Butterstückchen verschwunden sind. Es dauert etwa 5 Minuten.

4
Möhren, Kartoffeln und geschälte Eier auf einer vorgewärmten Platte anrichten und die Mousseline dazu servieren.

TIP:
Achten Sie beim Einkauf von Senf darauf, daß keinerlei Zucker in der Zutatenliste aufgeführt ist.

INFO
Wer gerne Senf ißt, sollte ihn innerhalb der Diät oft verwenden.
Die schwefelhaltigen Glucosinolate aus dem Senf helfen dem Darm, sich gegen Pilze zu wehren.

WARME GERICHTE

Paprikasauce

VIELSEITIG

Zutaten für 4 Portionen: *500 g Paprikaschoten (gelb, grün oder rot)* ● *1 Zwiebel* ● *1 Knoblauchzehe 1 EL Keimöl* ● *1 Zweig Thymian* ● *Salz* ● *Pfeffer Zitronensaft* ● *100 ml Brühe* ● *100 g Sahne*

TIP:
Diese schmackhafte Sauce paßt wunderbar zu gekochten Eiern, zu allen milden Gemüsesorten und natürlich zu Kartoffeln. Sie ist je nach Paprikasorte kräftig rot, grün oder hellgelb.

1

Die Paprikaschoten putzen und in kleine Stücke schneiden. Zwiebel und Knoblauch fein würfeln und im heißen Öl glasig dünsten.

2

Paprika und Thymian dazugeben. Mit Salz, Pfeffer und Zitronensaft würzen. Brühe zugießen. Im offenen Topf 10 Minuten garen.

3

Wenn die Flüssigkeit bis zur Hälfte verdampft ist, Sahne zugießen. Gemüse weich kochen und den Thymian herausnehmen. Die Sauce fein pürieren. Mit Salz und Zitronensaft abschmecken.

Senf-Sahne-Sauce

VIELSEITIG

Zutaten für 6 Portionen: *125 g Margarine 150 g Crème fraîche* ● *2–3 EL zuckerfreier Senf Zitronensaft* ● *Salz*

1

Margarine in einem Topf erhitzen. Crème fraîche unterrühren und kräftig aufkochen.

2

Senf zufügen und rühren, bis eine cremige Sauce entstanden ist. Mit Zitronensaft und Salz abschmecken.

GETREIDE

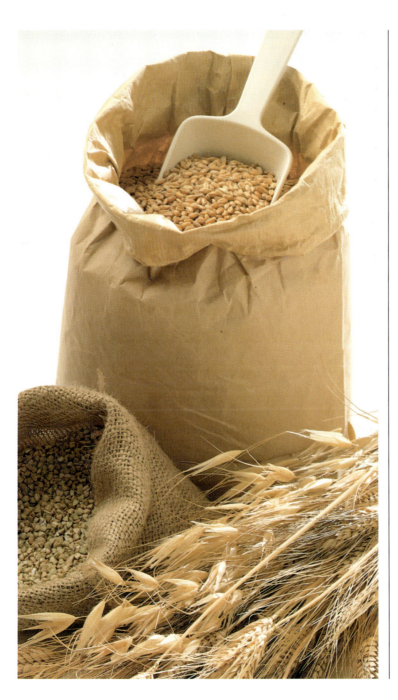

Für Getreidegerichte sollten Sie immer Produkte aus dem vollen Korn verwenden. Nur sie enthalten alle wertvollen Bestandteile.

Leckere Beilagen

Weizen ist mit 70 Prozent Stärke und über 10 Prozent Eiweiß so nahrhaft, daß er wohl das wichtigste Überlebensmittel unserer Vorfahren darstellte. Für moderne Menschen sind die reichlich enthaltenen B-Vitamine und die Ballaststoffe des vollen Korns noch wesentlich bedeutsamer.

Bei Pilzerkrankungen sind vor allem Getreide- und Kartoffelgerichte als Beilage zum Gemüse günstig. Denn sie liefern reichlich Kohlenhydrate und damit die für unsere Leistungsfähigkeit unentbehrliche Energie. Im Darm angesiedelte Pilze profitieren von Getreidegerichten wenig, weil die Kohlenhydrate mit den Schalen- und Fasersubstanzen des Korns fest verbunden sind und den Darm schnell passieren. Außerdem kräftigen Vollkornballaststoffe die Darmschleimhaut und verkürzen die Passagezeit des Nahrungsbreis.

Getreide kochen

Die Körnerküche gilt als besonders zeitraubend und umständlich. Tatsächlich haben viele Getreidesorten lange Quell- und Garzeiten. Doch mit ein bißchen Vorausplanung können auch Berufstätige Weizen, Dinkel & Co. in die Alltagsküche einbeziehen. Am besten, Sie weichen das Getreide über Nacht ein, setzen es noch vor dem Frühstück auf und stellen erst beim Weggehen den Herd ab. Dann quillt das Getreide bis zum Abend im geschlossenen Topf nach. Kochen Sie ruhig gleich eine größere Portion. Die Körner halten sich im Kühlschrank mindestens eine Woche, wenn man sie nach dem Kochen schnell abkühlt und gleich in einen Tiefkühlbeutel oder eine gut schließende Vorratsdose verpackt. In Salzwasser oder Brühe gekochtes Getreide läßt sich vielseitig verwenden. Mit etwas Crème fraîche oder Öl, Gewürzen und Kräutern angedünstet, ergeben die Körner Beilagen zu gekochtem Gemüse. Mit einer Packung Tiefkühlgemüse und etwas Brühe wird ein blitzschneller Eintopf daraus. Eine Handvoll Körner verfeinert fast jeden Rohkostsalat.

GETREIDE

Gar- und Quellzeiten für Getreide

SORTE	EINWEICHEN	GARZEIT	SORTE	EINWEICHEN	GARZEIT
Hafer	nein	30 Minuten	Weizen	8–12 Stunden	60 Minuten
Buchweizen	nein	20 Minuten	Dinkel	8–12 Stunden	60 Minuten
Hirse	nein	20 Minuten	Grünkern	2–12 Stunden	40 Minuten
Quinoa	nein	12–15 Minuten	Gerste	6–12 Stunden	40 Minuten

Im Sommer die Körner zum Quellen kalt stellen, in der kühlen Jahreszeit bei Zimmertemperatur. Garen Sie das Getreide im geschlossenen Topf bei kleiner Hitze. Körner schmecken besonders gut, wenn sie auf der abgeschalteten Kochplatte noch eine Weile ausquellen können. Dann sind sie auch besser verdaulich.

Gekochter Weizen

Zutaten für 2 Portionen: *100 g Weizenkörner* • *1 Liter Wasser 1/2 TL Salz oder 1 TL Instant-Brühe (Pulver)*

EINFACH

1

Weizen auf einem Sieb waschen und in 1 l kaltem Wasser über Nacht einweichen. Mit dem Einweichwasser und Salz oder Instant-Brühe zum Kochen bringen.

2

Bei kleiner Hitze im geschlossenen Topf 50 Minuten garen.
Auf der abgeschalteten Kochstelle weitere 30 Minuten quellen lassen. Weizen auf einem Sieb abtropfen lassen.

Abwandlungen:
Den abgetropften Weizen können Sie mit Zwiebeln und Knoblauch zusammen in etwas Öl anschmoren und mit frischen Kräutern vermischt wahlweise als Beilage servieren.
Ein Hauptgericht wird daraus, wenn Sie gewürfeltes frisches oder tiefgekühltes Gemüse mitschmoren und Crème fraîche oder Sahne zufügen.
1 Löffel Currypulver oder 1 Schuß Tabascosauce gibt dem Gericht Raffinesse.

TIP:
Wer gern Süßes ißt, kann die Körner auch mit etwas Süßstoff und Anis oder gemahlener Vanille in Wasser garen.

Beilagen

Eierkuchen

VIELSEITIG UND LEICHT ABZUWANDELN

Zutaten für 2 Portionen: 200 ml Milch
40 g flüssige Margarine ● 3 Eier ● 80 g Vollkornweizenmehl
Salz ● Öl zum Braten

TIP:
Für süße Pfannkuchen den Teig mit flüssigem Süßstoff abschmecken und mit Schoko-Nuß-Creme (Seite 34) oder Schokoladenquark (Seite 85) füllen.

1
Milch, flüssige Margarine, Eier, Salz und Mehl im Mixer oder mit den Quirlen des Handrührers zu einem glatten Pfannkuchenteig verrühren. 1 Stunde zum Quellen beiseite stellen.

2
Öl in einer beschichteten Pfanne erhitzen. Mit einer Kelle etwas vom Teig in die Pfanne geben und so schwenken, daß er dünn auseinanderläuft. Der Pfannenboden soll vollständig mit Teig bedeckt sein.

3
Sobald die gebackene Seite goldbraun ist, den Pfannkuchen mit einem Bratenwender umdrehen und fertig braten. Die Pfannkuchen nach dem Backen übereinanderlegen, damit sie nicht austrocknen. Eventuell im Backofen bei 75 Grad warm halten.

Eier enthalten wertvolles Protein und den Mineralstoff Eisen. Wer sich überwiegend vegetarisch ernährt, braucht sich keine Sorgen um den Cholesteringehalt von Eiern zu machen!

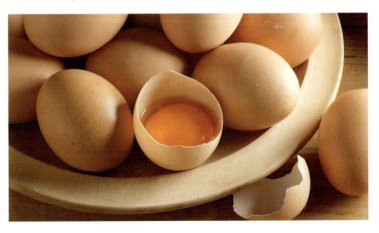

Kasha – gekochter Buchweizen

Zutaten für 4 Portionen: 150 g Buchweizen (ganze Körner) • 20 g Margarine • 3/4 Liter Brühe • Salz • Pfeffer aus der Mühle

1
Buchweizen in der heißen Margarine anrösten. Heiße Brühe zugießen und umrühren.

2
Den Buchweizen aufkochen, im geschlossenen Topf bei kleiner Hitze 15 Minuten garen.

3
Den Buchweizen auf der Kochstelle 10–15 Minuten ausquellen lassen. Zum Schluß mit Salz und Pfeffer beliebig nachwürzen.

EINFACH UND VIELSEITIG

TIP:
Die Körner vor der Zubereitung in einem Sieb unter fließendem heißen Wasser abwaschen. Falls beim Kochen noch rötlicher Schaum entsteht, schöpfen Sie ihn ab. Er enthält einen Stoff, der die Haut lichtempfindlich macht.

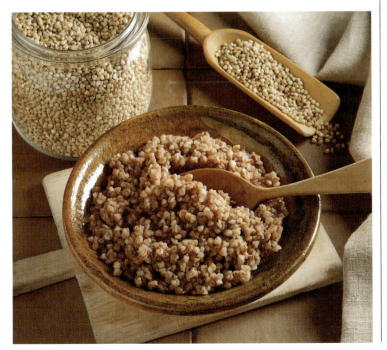

Kasha, dieses Traditionsgericht aus Osteuropa, ist sehr gesund, denn im Buchweizen steckt überdurchschnittlich viel Vitamin E und knapp 10 Prozent Eiweiß.

BEILAGEN

Gefüllte Grünkernklöße

SCHMECKT AUCH GÄSTEN

Zutaten für 4 Stück: 125 g Grünkernschrot
200 ml Brühe ● 1 Ei ● 1 EL Sojamehl ● 50 g Schmelzkäse
1 Knoblauchzehe ● 1 Bund Dill ● 2 EL Haferkleieflocken
50 g griechischer Schafkäse ● Öl zum Braten

1
Grünkernschrot in die kalte Brühe geben und langsam zum Kochen bringen. Unter Rühren bei kleiner Hitze zu einem dicken Brei kochen und abkühlen lassen.

2
Ei, Sojamehl, Schmelzkäse und den zerdrückten Knoblauch mit dem Grünkernbrei verkneten. Dill fein hacken und untermischen.

3
Mit angefeuchteten Händen flache Plätzchen formen. Je 1 Stück Schafkäse daraufgeben und einen flachen Kloß formen. Die Grünkernklöße in den Haferkleieflocken wenden.

4
Die Klöße im heißen Öl bei mittlerer Hitze braun braten. Das dauert mindestens 15 Minuten.

Zu den Grünkernklößen schmeckt Grüne Sauce.

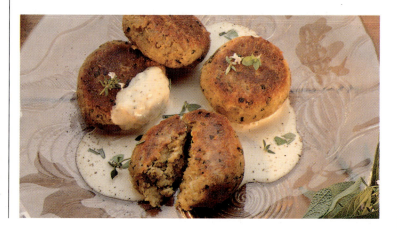

KNÖDEL

Kartoffelknödel mit Leinsamen

Zutaten für 6 Portionen: *700 g geschälte Kartoffeln (mehlige Sorte) • 100 ml Milch • 80 g Vollkornmehl 1 Ei • 350 g gekochte abgezogene Pellkartoffeln vom Vortag 1 EL geschrotete Leinsamen • Salz • Pfeffer aus der Mühle*

1

Die rohen Kartoffeln in eine Schüssel mit kaltem Wasser reiben.

2

Mit einem Schaumlöffel herausheben, kurz ausdrücken und den Vorgang wiederholen, damit ein Teil der Kartoffelstärke ausgewaschen wird.

3

Die geriebenen Kartoffeln auf ein festes Küchentuch (Leinen) geben, fest einrollen und die Tuchenden so stark gegeneinanderdrehen, daß alle Flüssigkeit ausgepreßt wird.

4

Die Kartoffelmasse mit kochendheißer Milch übergießen und abkühlen lassen.

5

Die gekochten Kartoffeln vom Vortag durch die Kartoffelpresse drücken.
Mit Mehl, Ei und dem Leinsamen zur Milch-Kartoffel-Mischung geben.

6

Den Teig durchkneten und mit Salz und Pfeffer abschmecken.

7

Aus dem Teig glatte runde Knödel formen. In einem großen Topf Salzwasser aufkochen und die Knödel darin bei milder Hitze in etwa 20 Minuten gar ziehen lassen.

8

Mit einer Schaumkelle herausheben und in einer vorgewärmten Schüssel sofort servieren.

MACHT ETWAS ARBEIT

TIP:
Die Klöße passen gut zu Gemüsegerichten mit etwas mehr Sauce. Reste schmecken aufgebraten mit Rührei oder gewürfelt als Suppeneinlage.

55

BEILAGEN

Kartoffelgratin

SCHMECKT AUCH GÄSTEN

Zutaten für 4 Portionen: 750 g Kartoffeln (mehlige Sorte)
Salz • Pfeffer aus der Mühle • 2 Knoblauchzehen
50 g Margarine • 1/2 Liter Milch • Muskatnuß
50 g geriebener Käse

1
Kartoffeln schälen, der Länge nach halbieren, danach in dünne Scheiben schneiden. Salz und Pfeffer darübergeben.

2
Die Knoblauchzehen schälen und zerdrücken. Knoblauch mit weicher Margarine mischen. Eine flache Auflaufform dick damit ausstreichen und die Kartoffelscheiben hineinschichten. Milch mit Salz und Muskat aufkochen und die Kartoffeln damit begießen. Den Rest der Knoblauch-Margarine-Mischung in Flöckchen obenauf setzen.

3
Den Käse darüberstreuen. Im vorgeheizten Backofen bei 200 Grad (Gas: Stufe 3) etwa 1 Stunde goldbraun backen.

Das Gratin sättigt nicht nur anhaltend, es enthält auch, durch die Kombination von Milch, Käse und Kartoffeln, reichlich hochwertiges Eiweiß und braucht als Beilage nur einen Salat oder etwas gekochtes Gemüse.

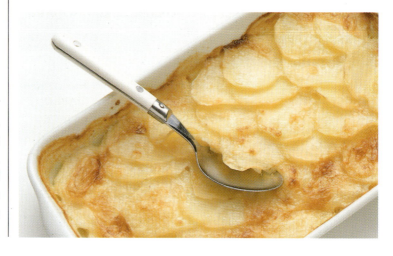

AUS KARTOFFELN

Fingernudeln mit Sonnenblumenkernen

Zutaten für 4 Portionen: *500 g Pellkartoffeln vom Vortag (mehlig festkochende Sorte)* ● *1 Ei*
75 g Vollkornmehl ● *Salz* ● *Pfeffer aus der Mühle*
Muskatnuß ● *2 EL geriebene Mandeln* ● *3 EL Keimöl*
3 EL Sonnenblumenkerne

EINFACH

1
Kartoffeln durch eine Presse geben, mit Ei und Mehl verkneten, mit Salz, Pfeffer und Muskat abschmecken.

2
Den Kartoffelteig dritteln. Aus jedem Teil eine etwa 2 cm dicke, gleichmäßige Rolle formen. Das geht am besten mit den Händen auf einer dünnen Schicht geriebener Mandeln.

3
Von jeder Rolle 2–3 cm lange Stücke abschneiden. Mit Nußmehl bestäuben. Die Enden mit der Hand spitz formen.

4
Das Öl in einer Pfanne erhitzen und die Fingernudeln rundherum goldbraun braten. Sonnenblumenkerne dazugeben und kurz mitbräunen.

TIP:
Die Fingernudeln schmecken gut zu Möhrengemüse, zu in Sahne geschmortem Wirsing oder zu Spinat.

KARTOFFELN – NATÜRLICH LIGHT
Kartoffeln, die einst als Dickmacher verpönten Knollen, sind im Gegensatz zu vielen tierischen Nahrungsmitteln echte Schlankmacher, sozusagen natürliche Light-Produkte. Sie liefern wenig Kalorien, kein Fett und sättigen trotzdem angenehm und anhaltend. Ihr Eiweiß ist so hochwertig, daß es in Kombination mit Milch oder Eiern den Wert von Fleisch bei weitem übersteigt.

Beilagen

Möhren-Reibekuchen

Einfach und preiswert

Zutaten für 4 Portionen: 500 g Kartoffeln (mehlig kochend)
250 g Möhren • 2 Zwiebeln • 3 Eier
2 EL Haferkleieflocken • Salz • Pfeffer aus der Mühle
Öl zum Braten

(handschriftliche Notiz: Getreideflocken)

1
Die Kartoffeln, Möhren und Zwiebeln schälen und reiben.

2
Mit Eiern und Haferkleieflocken mischen. Salz und Pfeffer unterrühren.

3
In einer beschichteten Pfanne wenig Öl erhitzen. Für jeden Pfannkuchen jeweils 1 EL Kartoffel-Möhren-Mischung hineingeben, rund auseinanderstreichen und von beiden Seiten goldbraun braten.

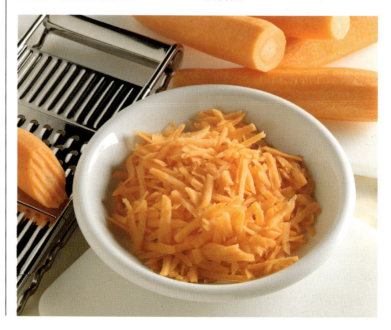

Die Möhren für den Reibekuchen reiben und mit allen anderen Zutaten vermischen.

Pilzfrei essen

Hefepilze lockern Brot und Kuchen, helfen beim Bierbrauen, machen aus frischem Most Wein und daraus wiederum Essig. Weder Käse und Kefir noch Rohwürste wie Salami reifen ohne die Hilfe ganz unterschiedlicher Pilzarten. Wie gutdressierte Haustierchen können wir die Winzlinge überall dort an die Arbeit kriegen, wo sie uns nützen. Sie helfen, Lebensmittel aromatischer, besser verdaulich und haltbarer zu machen. Einige wenige Menschen entwickeln jedoch durch ihre Pilzerkrankung eine Überempfindlichkeit gegen Lebensmittel, die mit Hefe hergestellt sind oder die Schimmelpilze enthalten. Sie klagen über diffuse Schmerzen, Abgeschlagenheit, Schwindel oder andere Beschwerden. Die genauen Mechanismen für solche allergischen Beschwerden sind bis heute nicht bekannt. Doch wahrscheinlich handelt es sich um die Folge einer langwierigen oder über lange Zeit nicht erkannten Pilzinfektion, die durch stetige Angriffe auf das Immunsystem des Darms den Organismus auch gegen harmlose Pilze überempfindlich gemacht hat.

Wenn nach dem Genuß von Lebensmitteln, die mit Hilfe von bestimmten Pilzarten hergestellt wurden, diffuse Schmerzen, Schwindel oder andere Beschwerden auftreten, könnte das ein Signal für eine verschleppte Pilzinfektion sein.

Allergisch gegen harmlose Pilze

Wenn Sie nach einer Mahlzeit den deutlichen Eindruck haben, daß Brot, gereifter Hartkäse oder Schimmelkäse wie etwa Brie und Blauschimmelkäse Ihnen nicht bekommt, müssen Sie sich für eine Weile auf eine pilzfreie Diät einstellen – auch wenn diese Art zu essen eine große Umstellung bedeutet. Ist die Pilzinfektion im Darm vollkommen ausgeheilt und der Körper für einige Wochen nicht mit hefe- oder schimmelpilzhaltigen Nahrungsmitteln konfrontiert worden, verschwinden die diffusen Beschwerden, und Sie können nach und nach wieder normal essen. Am besten kochen Sie bis zur Ausheilung der Pilzinfektion vor allem mit frischen unverarbeiteten Lebensmitteln.

Konservierte, gereifte oder fermentierte Produkte enthalten oft Hefe- oder Schimmelpilzbestandteile (z. B. Hefeextrakt oder Schimmelpilzenzyme), die aus technologischen Gründen verwendet werden und daher nicht immer auf der Zutatenliste der Packung erwähnt sind. Zusätzlich zur Liste für die Anti-Pilz-Diät (Seite 15) müssen bei einer pilzfreien Diät weitere Lebensmittel für eine Weile gemieden werden.

Ungünstige Lebensmittel bei einer Überempfindlichkeit gegen Hefen und Schimmelpilze

Ihr Brot müssen Sie wohl oder übel selbst backen.

Meist werden die folgenden Lebensmittel für einen Zeitraum von einigen Wochen oder gar Monaten schlecht vertragen.

- Alle üblichen Brotsorten einschließlich Sauerteig- und Knäckebrot, Hefegebäck
- Sauermilchprodukte wie Kefir, Dickmilch, Buttermilch, Hüttenkäse
- Alle gereiften Käse, vor allem schimmelhaltige Käsesorten, Weich- und Schmelzkäse
- Trocken- und Dosenfertigsuppen, Brühwürfel, Essig
- Eingelegtes und milchsaures Gemüse (z. B. Sauerkraut, saure Bohnen), Pilze
- Trockengewürze, getrocknete Kräuter, Würzflüssigkeiten
- Fischkonserven, Räucherfisch

BROT UND BRÖTCHEN

Hefefreies Weizenbrot

EINFACH

Zutaten für 1 Brot (etwa 16 Scheiben): 200 g Grahammehl
225 g feines Weizenvollkornmehl • 75 g Weizenflocken
1 1/2 TL Backpulver • 1 TL Salz • etwa 1/2 Liter Milch
Vitamin C (Ascorbinsäure; aus Drogeriemarkt oder Apotheke)

1
Beide Mehlsorten, Flocken, Backpulver, 1 Löffelspitze Vitamin-C-Pulver und Salz mischen.

2
So viel von der Milch zum Mehl geben, bis ein geschmeidiger Teig entstanden ist. Das geht am besten so: Die Milch in die Mitte geben und mit einer Gabel verrühren. Der Teig sollte so feucht sein, daß er leicht zusammenhält und eine gleichmäßige Konsistenz bekommt (er darf nicht wie ein Hefeteig geknetet werden).

3
Einen flachen, runden Laib formen, auf ein gefettetes Backblech setzen, kreuzförmig einschneiden und im auf 200 Grad (Gas: Stufe 3) vorgeheizten Backofen 45–50 Minuten backen.

TIP:
Am besten jeweils nur die Menge eines Rezepts auf einmal zubereiten. Anstelle von Milch können Sie auch Wasser nehmen.

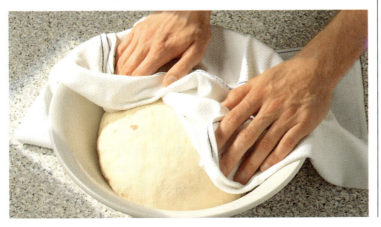

Während der Anti-Pilz-Diät sollten Sie Ihr Brot selber backen.

61

PILZFREI ESSEN

Thymianbrötchen

WUNDERBAR WÜRZIG

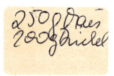

Zutaten für 12 Stück: 250 g Grahammehl
200 g feines Weizenvollkornmehl • 1 1/2 TL Backpulver
1 Löffelspitze Vitamin C (Ascorbinsäure; aus Drogeriemarkt
oder Apotheke) • 1 TL Salz • 1/2 Bund frischer Thymian
etwa 1/2 Liter Wasser

TIP:
Hefefreie Brote und Brötchen lassen sich ausgezeichnet einfrieren und halten sich tiefgekühlt mindestens 3 Monate.

1
Beide Mehlsorten, Flocken, Backpulver, Vitamin C und Salz mischen. Thymianblättchen von den Stengeln zupfen und zur Mehlmischung geben.

2
So viel Wasser zum Mehl geben, bis ein geschmeidiger Teig entstanden ist. Das geht am besten so: Wasser in die Mitte geben und mit einer Gabel verrühren. Der Teig sollte so feucht sein, daß er zusammenhält und eine gleichmäßige Konsistenz bekommt (er darf nicht wie ein Hefeteig geknetet werden).

3
Den Teig in 12 Portionen teilen und zu runden Brötchen formen. Auf ein gefettetes Backblech setzen, kreuzförmig einschneiden, im auf 200 Grad (Gas: Stufe 3) vorgeheizten Backofen etwa 20 Minuten backen.

THYMIAN
*Die Griechen glaubten, er stärke die Männlichkeit, im Mittelalter galt er als Frauenkraut und sollte die Empfängnisbereitschaft stärken. Vielleicht finden die Wissenschaftler ja bald den entsprechenden Wirkstoff.
Bis heute bewiesen ist nur der verdauungsfördernde Effekt der ätherischen Öle, Gerb- und Bitterstoffe.*

BRÖTCHEN UND FLADENBROT

Knoblauchfladen

Zutaten für 8 Stück: *30 g Margarine*

250 g feines Vollkornmehl ● *1 Ei*

1 gestrichener TL Salz ● *1 Knoblauchzehe* ● *2 EL Sahne*

100 ml Milch ● *Vollkornmehl zum Ausrollen*

Fett für das Blech

KNUSPRIG

1

Margarine zerlassen. Mehl, Ei, Salz, die zerdrückte Knoblauchzehe, Sahne und Milch in eine Schüssel geben. Flüssige Margarine dazugießen. Alles mit der Küchenmaschine oder den Knethaken des Handrührers mindestens 15 Minuten kneten, bis ein geschmeidiger Teig entstanden ist. In Folie verpackt 2 Stunden bei Zimmertemperatur ruhenlassen.

2

Den Ofen auf 200 Grad vorheizen. Den Teig nochmals durchkneten, zu einer Rolle formen, in 8 Portionen teilen und auf einer bemehlten Arbeitsfläche jeweils zu Kreisen von etwa 20 cm Durchmesser ausrollen.

3

Ein Backblech fetten. Die Fladen darauflegen und dünn mit Wasser bestreichen. Die Fladen portionsweise im vorgeheizten Backofen bei 200 Grad (Gas: Stufe 3) etwa 12–15 Minuten backen, bis der Teig Blasen wirft und eine goldbraune Farbe hat.

TIP:

Das Fladenbrot schmeckt sehr gut zu klaren Suppen und deftigen Eintöpfen.

FÜR BERUFSTÄTIGE

Auch im Kühlschrank geht der Hefeteig für die Fladenbrote locker auf, allerdings nur sehr langsam. Das können Sie nutzen: Wenn Sie den Teig am Morgen kalt anrühren und in den Kühlschrank stellen, ist er abends backfertig.

PILZFREI ESSEN

Haferknäckebrot

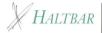 *HALTBAR*

Zutaten für 12 Scheiben: *500 g kernige Haferflocken*
1 TL Salz • 1 gestrichener TL Backpulver
2 EL Keimöl • etwa 50 g feine Haferflocken

TIP:
Das Knäckebrot schmeckt angenehm nussig und hält sich gut verpackt im Kühlschrank etwa 2 Wochen. Vor dem Essen kurz aufbacken, dann wird es wieder knusprig.

1
Haferflocken im Blitzhacker oder Mixer fein hacken.
Salz, Backpulver und Öl zufügen.
Mit den Knethaken des Handrührers vermischen.

2
Nach und nach unter Rühren etwa 200 ml kochendheißes Wasser zufügen. Den Teig – er soll formbar, aber noch etwas klebrig sein – auf den feinen Haferflocken knapp 1/2 cm dick ausrollen.

3
Die Teigplatte in schmale Rechtecke schneiden und auf ein mit Backpapier belegtes Blech legen.
Bei 175 Grad (Gas: Stufe 2) etwa 40 Minuten backen. Anschließend im geöffneten Ofen noch einige Minuten ruhenlassen.

HAFERFLOCKEN
Haferflocken zeigen roh und gekocht ihre magenfreundliche Wirkung.
Beta-Glucane, früher Schleimstoffe genannt, beruhigen gereizte Magennerven. Dabei kommt der hohe Gehalt des Hafers an B-Vitaminen den Nerven ebenfalls zustatten.
Darüber hinaus sind im Hafer fast alle wichtigen Mineralstoffe enthalten:
Kalzium, Magnesium, Eisen, Mangan und Kupfer.

BRÜHE

Hefefreie Brühe

Zutaten für etwa 2 Liter: *3 Bund Suppengrün ● 2 EL Öl*
1 Staudensellerie ● 1 Fenchelknolle ● 2 Zwiebeln
1 Knoblauchzehe ● 1 Bund Petersilie
1 Handvoll Liebstöckel (falls erhältlich) ● Pfeffer aus der Mühle
Schale von 1/2 unbehandelten Zitrone ● Salz

BASIS
FÜR VIELE GERICHTE

1

1 Bund Suppengrün putzen und in kleine Stücke schneiden. In einem großen Topf das Öl erhitzen. Gemüse zufügen und bei mittlerer Temperatur unter ständigem Rühren langsam hellbraun anrösten. Mit 2 l kaltem Wasser ablöschen und langsam zum Kochen bringen.

2

Alle übrigen Gemüse waschen, putzen, kleinschneiden und zur Brühe geben. Die ungeschälte Knoblauchzehe und die gewaschene Petersilie als ganze zufügen.

3

Die Brühe 1 Stunde bei geringer Hitze kochen. Die Temperatur ist richtig, wenn nur langsam kleine Blasen aus der Brühe aufsteigen.

4

Liebstöckel und dünn abgeschälte Zitronenschale zufügen und noch 5 Minuten mitköcheln lassen.

5

Die Brühe durch ein feines Haarsieb in einen sauberen Topf gießen und zum Schluß mit Salz und Pfeffer abschmecken.

INFO:
Die üblichen Instant-oder Würfelbrühen enthalten anstelle von Fleischauszügen oft Hefeextrakt, der sich in der Zutatenliste hinter dem Begriff »Würze« verbirgt. Nur in Reformhäusern gibt es Produkte, die ausdrücklich als hefefrei deklariert sind.

ABWANDLUNG
Die Brühe gelingt auch mit anderen Gemüsesorten. Vor allem Spargelabschnitte geben ihr ein besonderes Aroma.

PILZFREI ESSEN

Brühe auf Vorrat

Kühlen Sie die frischgekochte Brühe schnell ab, und stellen Sie sie bis zum Gebrauch am nächsten oder übernächsten Tag zugedeckt in den Kühlschrank.

Für den Vorrat füllen Sie die kochendheiße Brühe in saubere, heiß gespülte, also gut vorgewärmte Twist-off-Gläser (Schraubdeckel-gläser von Joghurt, sauren Gurken oder Gemüse).
Verschließen Sie das Glas sofort nach dem Einfüllen, und stellen Sie es nach dem Abkühlen in den Kühlschrank.

Fest verschlossen hält sich die Brühe bis zu 2 Wochen. Gemüsebrühen lassen sich auch gut einfrieren.

Haltbarkeit: 3 Monate.

TIP:
Selbstzubereitete hefefreie Brühe können Sie in Joghurtbecher füllen und einfrieren.

EIER ESSEN ODER NICHT?

Wer selten Fleisch und fette Wurst ißt, sondern hauptsächlich von Getreide, Gemüse, Fisch und Hülsenfrüchten lebt, muß sich um seinen Eierkonsum nicht sorgen – selbst dann nicht, wenn er sich cholesterinarm ernähren möchte.

Die Ballaststoffe aus Gemüse und Vollkorngetreide schöpfen sehr viel Gallensäure ab. Das ist gut so, denn dann muß Nachschub her.

Die Folge: Der Körper benützt das überschüssige Cholesterin, um Ersatz für die Galle herzustellen, und der Cholesterinspiegel sinkt. Für Vegetarier sind mehrere Eier in der Woche völlig problemlos.

Über den Durst trinken

Pilzkranke sollten, damit der Wasserhaushalt des Körpers im Gleichgewicht bleibt, rund drei Liter Flüssigkeit pro Tag trinken, vor allem, weil durch die Flüssigkeit die schädlichen Ausscheidungen der Pilze leichter ausgeschwemmt werden, aber auch, weil die Anti-Pilz-Diät viel Ballaststoffe enthält. Nur mit ausreichenden Mengen Flüssigkeit können die Ballaststoffe optimal aufquellen und die Nieren ihre wichtige Arbeit tun. So bleiben alle Funktionen des Darms optimal erhalten. Wer zu wenig trinkt, muß mit Verstopfung rechnen. Stellen Sie sich in der ersten Zeit Ihrer Anti-Pilz-Diät die zusätzliche Wasser- oder Kräuterteeration deutlich sichtbar bereit. Dann vergessen Sie das Trinken nicht so leicht.

Oft hinkt unser Durst dem Bedarf hinterher, und wir bemerken den Mangel erst, wenn unserem Körper bereits Flüssigkeit fehlt.

Kalte Gerichte

Wer nach einem Arbeitstag nicht lange in der Küche stehen will, mittags oder abends lieber kalt ißt, wird in diesem Kapitel fündig. Salate und kleine Snacks für zwischendurch und zum Mitnehmen stehen hier zur Wahl.

Die kalten Gemüse- und Würzcremes sollten Sie ruhig einmal ausprobieren, auch wenn Ihnen die Rezepte etwas ungewohnt erscheinen. Sie schmecken als Sauce zu gekochtem oder als Dip zu rohem Gemüse, aber auch zu Pellkartoffeln, gekochtem Getreide und zu Brot als Aufstrich.

KALTE GERICHTE

Auberginenpüree

LÄSST SICH GUT VORBEREITEN

Zutaten für 4 Portionen: 600 g Auberginen
4 Knoblauchzehen • 2 EL einfaches Öl zum Braten
Saft von 1/2 Zitrone • 5 EL bestes Olivenöl (nativ extra)
Salz • Pfeffer aus der Mühle

TIP:

Auberginenpüree schmeckt sehr gut als Brotaufstrich, als Füllung für Eierkuchen oder zu Pellkartoffeln, Tomaten und Salatgurke.

1
Auberginen würfeln. Öl in einer Pfanne erhitzen. Auberginen darin zugedeckt bei milder Hitze in etwa 25 Minuten schmoren, bis sie sehr weich sind.

2
Knoblauchzehen abziehen, hacken und nach 10 Minuten zu den Auberginen geben.

3
Das gegarte Gemüse mit dem Schneidstab des Handrührers pürieren und dabei nach und nach das Olivenöl untermischen. Abkühlen lassen und mit Zitronensaft, Salz und Pfeffer abschmecken. In ein Schraubglas füllen und im Kühlschrank aufheben. Das Auberginenpüree hält sich etwa 3 Tage.

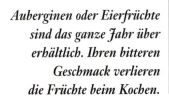

Auberginen oder Eierfrüchte sind das ganze Jahr über erhältlich. Ihren bitteren Geschmack verlieren die Früchte beim Kochen.

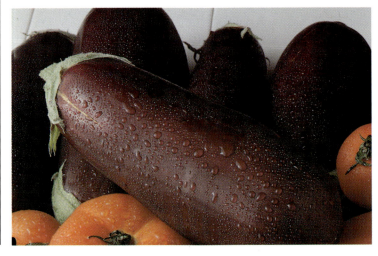

Dips und Saucen

Grüne Sauce

Zutaten für 2 Portionen: 2 hartgekochte Eier
3 EL Keimöl ● 100 g frische Kräuter
(vor allem Kerbel, Borretsch, Schnittlauch,
Sauerampfer, Petersilie, Dill, Kresse) ● 1 Knoblauchzehe
200 g Naturjoghurt mit lebenden Kulturen ● Zitronensaft
1 TL zuckerfreier Senf ● Salz ● Pfeffer aus der Mühle
flüssiger zuckerfreier Süßstoff

Auch für Gäste

1
Eier schälen und halbieren. Die Dotter herauslösen, durch ein Sieb streichen und mit dem Öl cremig rühren. Alle Kräuter waschen, trocknen, hacken. Knoblauchzehe abziehen und zerdrücken. Mit dem Joghurt und den Kräutern verrühren.

2
Die Sauce mit etwas Zitronensaft, Senf, Salz, Pfeffer und ein wenig Süßstoff abschmecken.

Tip:
Grüne Sauce schmeckt gut zu Pellkartoffeln, gekochten Möhren und Fenchel oder einfach aufs Brot gestrichen. Paßt auch zu Getreidegerichten.

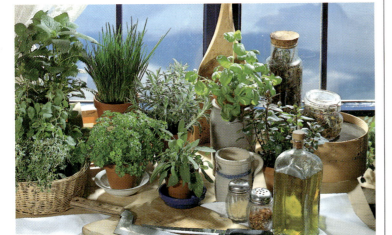

Viele verschiedene Kräuter bestimmen das Aroma der Grünen Sauce.

KALTE GERICHTE

Zwiebeldip

GANZ EINFACH

Zutaten für 3 Portionen: *150 g Naturjoghurt*

mit lebenden Kulturen • 150 g Crème fraîche

3 EL Magerquark • 2–3 Zwiebeln

Pfeffer aus der Mühle • flüssiger zuckerfreier Süßstoff

Saft von 1/2 Zitrone • Salz • Brunnenkresse oder Sauerampfer

TIP:
Der intensiv würzige Dip paßt gut zu Tomaten und Knäckebrot, aber auch zu rohen Paprikaschoten und Möhren.

1
Joghurt mit Crème fraîche und Quark glattrühren. Mit Salz, Pfeffer, 1 Spritzer Süßstoff und Zitronensaft abschmecken.

2
Die Zwiebeln schälen, fein würfeln und unter die Joghurt-Quark-Mischung heben. Mit Brunnenkresse oder Sauerampfer anrichten.

Scharfes Kichererbsenmus

SCHNELL FERTIG

Zutaten für 4 Portionen: *1 große Dose Kichererbsen*

2 Knoblauchzehen • 200 ml Brühe •

Saft von 1/2 Zitrone • Tabascosauce

(ersatzweise Cayennepfeffer) • Salz

2–3 EL kaltgepreßtes Sonnenblumenöl • 2 EL Sesamsaat

TIP:
Das Kichererbsenmus stammt aus der nordafrikanischen Küche. Es schmeckt als Brotaufstrich oder als Beilage zu Rohkostsalaten, Kartoffeln und Getreidegerichten.

1
Kichererbsen auf einem Sieb abtropfen lassen. Mit abgezogenem Knoblauch und so viel von der Brühe pürieren, daß eine cremige Paste entsteht.

2
Mit Zitronensaft, Tabascosauce und Salz würzen. Öl unterrühren. In ein Schraubglas füllen und im Kühlschrank aufheben.
Hält sich bis zu 1 Woche.

Kräuter-Mascarpone

Zutaten für 4–5 Portionen: 250 g Mascarpone (italienischer Frischkäse) • 2 Zwiebeln
1 Bund Petersilie • 1 Bund Dill
1 EL zuckerfreier Senf • etwas abgeriebene Zitronenschale
1 Kästchen Kresse • Salz • Pfeffer aus der Mühle

Schnell und einfach

1 Mascarpone in eine Schüssel geben und Zimmertemperatur annehmen lassen. Inzwischen die Zwiebeln schälen und sehr fein würfeln. Petersilie und Dill fein hacken.

2 Die Zwiebelwürfel, gehackten Kräuter, Senf, Zitronenschale und abgeschnittene Kresse zum Frischkäse geben und gut verrühren. Mit Salz und Pfeffer nachwürzen.

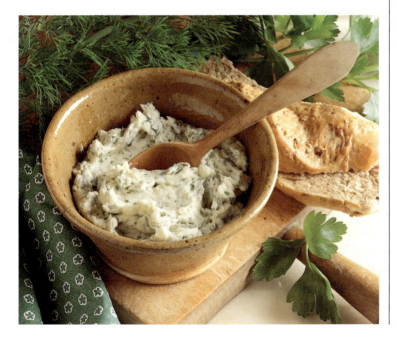

Kräuter-Mascarpone schmeckt nicht nur auf Brot, sondern kann bei fast jedem Gemüse die Sauce ersetzen und schmeckt als Dip mit etwas Milch verrührt gut zu Rohkost.

Kalte Gerichte

Basilikumbutter

Ganz Einfach

Zutaten für 6 Portionen: 100 g Butter oder Margarine 1 Bund Basilikum • 1 unbehandelte Zitrone (oder Limette) Salz • Pfeffer aus der Mühle

Tip:
Die Basilikumbutter schmeckt gut auf Brot, mit Tomaten- und Zucchinischeiben belegt.

1
Weiches Fett und 1 Prise Salz mit einem kleinen Schneebesen cremig aufschlagen. Die Hälfte des Basilikums fein hacken. 1/4 TL Zitronenschale von der Zitrone fein abreiben und 1/2 Zitrone auspressen.

2
Das aufgeschlagene Fett mit Basilikum, der Zitronenschale, 2–3 TL Zitronensaft, Salz und Pfeffer verrühren. Die Mischung auf ein Stück Alufolie häufen. Mit Hilfe der Folie zu einer Rolle formen und kalt stellen.

3
Die Butter in Scheiben schneiden und mit Basilikum anrichten.

Basilikum enthält ein ätherisches Öl, das ihm seinen aromatischen Geruch und Geschmack verleiht. Deshalb schmeckt Basilikumbutter ohne weiteren Zusatz so gut.

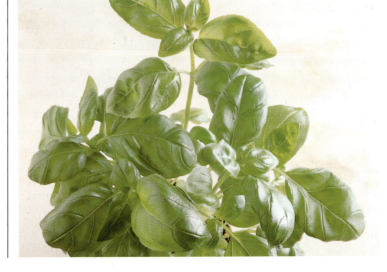

PIKANTE KLEINIGKEITEN

Pilze in Zitronenöl

Zutaten für 6 Portionen: *800 g Champignons*
200 g Schalotten ● 2 Knoblauchzehen ● 1 unbehandelte Zitrone
1 unbehandelte Limette ● 100 ml Öl zum Braten ● Salz
grober schwarzer Pfeffer aus der Mühle
5 EL bestes Olivenöl (nativ extra)
zuckerfreier flüssiger Süßstoff

LÄSST SICH
GUT VORBEREITEN

1
Pilze putzen und in dicke Scheiben schneiden.

2
Schalotten und Knoblauch schälen und in Scheiben schneiden. Zitrone und Limette auspressen.
Die Schale der Limette abreiben.

3
Die Hälfte des Öls in einer großen Pfanne erhitzen. Schalotten- und Knoblauchscheiben darin hellbraun anbraten und herausheben. Anschließend eine Hälfte der Champignons in dem Fett kräftig anbraten. Herausheben, das restliche Öl dazugeben und erhitzen und die zweite Portion Pilze ebenfalls anbraten und herausheben.

4
Die Pilze mit Schalotten und Knoblauch in eine kleine Schüssel geben, dabei salzen und pfeffern.
Zitronen- und Limettensaft mit Olivenöl kräftig aufschlagen. Das geht entweder mit dem Schneebesen oder mit dem Pürierstab.

5
Die Sauce mit 1 Spritzer Süßstoff über die Pilze gießen und mindestens 10 Minuten durchziehen lassen.
Mit etwas Limettenschale bestreut servieren.

TIP:
Mehrere Sorten
kaltes Gemüse,
auf einer großen Platte
arrangiert,
sind zusammen mit
Oliven als Vorspeise
sehr attraktiv,
wenn Sie Gäste
bewirten möchten.

KALTE GERICHTE

Mozzarella in Knoblauchöl

GUT FÜR GÄSTE

Zutaten für 6 Portionen: *500 g kleine Mozzarellakugeln*
1 rote Chilischote • 1 Zweig frischer Rosmarin
6 Knoblauchzehen • etwa 1/4 Liter bestes Olivenöl (nativ extra)

TIP:
Der Käse hält sich im Kühlschrank etwa 5 Tage. Wenn er aufgegessen ist, das zurückgebliebene Öl zum Gemüseschmoren oder für Salatsaucen weiterverwenden.

1
Mozzarella abtropfen lassen und auf Küchenpapier zum Trocknen ausbreiten. Chilischote entkernen und das Fruchtfleisch in hauchdünne Streifen schneiden. Rosmarinnadeln abzupfen und fein hacken. Knoblauch abziehen und in Scheiben schneiden.

2
Die Mozzarellakugeln in ein enges Gefäß schichten, dabei Chili, Rosmarin und Knoblauch zwischen die Kugeln streuen.
Mit so viel Öl übergießen, daß der Käse bedeckt ist. Über Nacht durchziehen lassen.

In Knoblauchöl eingelegte Mozzarellakugeln sind nicht nur eine attraktive Vorspeise, sondern auch ein köstliches Geschenk aus der eigenen Küche.

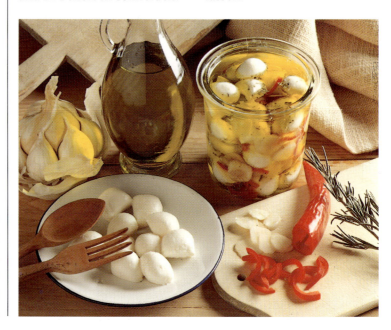

MARINIERTE BEILAGEN ■

Marinierte Möhren mit Zucchini

Zutaten für 6 Portionen: *400 g Möhren ● Salz*
400 g Zucchini ● 1/8 Liter Weißweinessig ● 1/8 Liter Brühe
1/2 unbehandelte Zitrone ● 2 Knoblauchzehen
100 g Rauke (ersatzweise 1 Bund glatte Petersilie)
6 EL bestes Olivenöl (nativ extra)

1
Möhren schälen, in Salzwasser knapp gar kochen und in Scheiben schneiden.
Die Enden von den Zucchini entfernen und ebenfalls in Scheiben schneiden.

2
Weißweinessig mit der Brühe aufkochen und die Zucchinischeiben hinzufügen. Das Ganze 2–3 Minuten darin kochen lassen. Das Gemüse abgießen und die Brühe auffangen.

3
Für die Marinade die Zitrone auspressen und die Schale hauchdünn abreiben.
Den Saft mit 3–4 EL Kochbrühe, dem durchgepreßtem Knoblauch, Zitronenschale, feingeschnittener Rauke (oder gehackter Petersilie) und Öl verrühren.

4
Die Marinade auf die Gemüsescheiben geben. Durchmischen und noch mindestens 1 Stunde durchziehen lassen.

LÄSST SICH GUT VORBEREITEN

TIP:
Das eingelegte Gemüse hält sich im Kühlschrank 3–4 Tage frisch.
Es schmeckt mit einer Scheibe Roggenbrot und Hüttenkäse, paßt aber auch zu gekochten Eiern und Bratkartoffeln.

DAS GELBE VITAMIN
Berühmt sind Möhren als reiche Quelle für die zellschützende Vitamin-A-Vorstufe Beta-Karotin. Doch unser Körper kann den wichtigen gelben Farbstoff gerade aus dieser Gemüsesorte nur schwer herauslösen. Bei rohen Möhren ist die Aufnahme gleich Null. Erst wenn man sie kocht und etwas Fett dazugibt, profitiert der Körper.

Kalte Gerichte

Griechischer Bauernsalat

GANZ EINFACH UND GUT ZUM MITNEHMEN

Zutaten für 1 Portion: 200 g Fleischtomaten
1 kleines Stück Salatgurke • 1/4 Gemüsezwiebel
1 EL schwarze Oliven • 50 g Schafkäse • Salz
Pfeffer aus der Mühle • etwas Oregano
2 EL bestes Olivenöl (nativ extra)

1
Die Tomaten je nach Größe in Viertel oder Achtel schneiden und in einen tiefen Teller geben. Gurke würfeln, Zwiebel in Ringe schneiden und auf die Tomaten verteilen.

2
Oliven darüberstreuen, den Schafkäse in dünne Scheiben schneiden und den Salat damit bedecken.
Mit Salz, Pfeffer und Oregano bestreuen und mit Olivenöl beträufeln.

Dieser einfache Salat ersetzt ein Mittag- oder Abendessen. Er eignet sich gut zum Mitnehmen: Einfach in eine verschließbare Plastikdose geben, darin hält er sich viele Stunden knackig frisch.

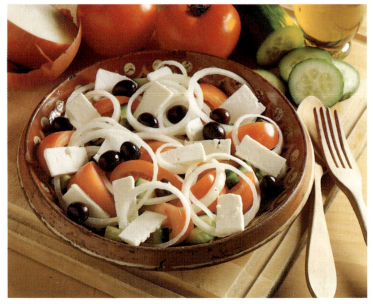

76

EIER

Soleier

Zutaten für 8 Portionen: *125 g Salz • 3–4 Lorbeerblätter 2 EL Senfkörner • 3 Nelken • 2 Pimentkörner • 16 Eier ungezuckerter Senf zum Servieren feines Öl und gewürfelte Zwiebeln*

1

Etwa 1 3/4 l Wasser mit Salz, Lorbeerblättern, Senfkörnern, Nelken und Piment zum Kochen bringen und auf der Kochstelle erkalten lassen.

2

Die Eier mit einer Nadel anstechen, damit sie beim Garen nicht platzen, in kochendes Wasser geben und in 10 Minuten hart kochen. Kalt abspülen.
Die Eierschalen ringsherum mehrfach anknicken.

3

Die Eier in ein hohes Gefäß legen und mit dem Salz-Senf-Sud bedecken. Vor dem ersten Probieren mindestens 2 Tage durchziehen lassen. Das Gefäß zugedeckt kühl aufbewahren. Die Eier halten sich etwa 14 Tage.

4

Zum Essen die Soleier halbieren und das Eigelb herauslösen. Mit der Gabel zerdrücken und mit Senf, Öl und Zwiebelwürfeln vermischen.

LÄSST SICH
GUT VORBEREITEN

TIP:
Soleier sind ideal als Vorrat. Dann kann man sie mit Roggenbrot oder Pellkartoffeln servieren.

HÜHNEREIER
Hühnereier bieten dem Vegetarier das hochwertigste Nahrungseiweiß!
Die Grundbausteine des Eierproteins sind günstiger zusammengesetzt als die jedes anderen Nahrungsmittels, ausgenommen Muttermilch.

Kalte Gerichte

Löwenzahnsalat mit Chicorée

Frisch zubereiten

Zutaten für 2 Portionen: 100 g Löwenzahn (gekauft oder selbst gesammelt) • 1 Chicorée • 1 gekochte Kartoffel • Salz • Pfeffer aus der Mühle • 2 EL Zitronensaft • 1 Eigelb • 1 TL zuckerfreier Senf • 2–3 EL Sonnenblumenöl • flüssiger zuckerfreier Süßstoff • 1 EL Erdnußkerne

Tip:
Wenn Sie Löwenzahn selber sammeln, achten Sie darauf, daß die Pflanzen nicht in der Nähe von Industrie- oder Straßennähe wachsen.

1
Den Löwenzahn putzen und in mundgerechte Stücke auseinanderpflücken. Chicorée putzen und in Streifen schneiden. Die Salate waschen und trocknen. Die Kartoffel fein würfeln.

2
Salz und Pfeffer mit Zitronensaft verrühren. Eigelb und Senf zufügen. Das Öl mit einem kleinen Schneebesen tropfenweise unterschlagen. Das Dressing mit zuckerfreiem Süßstoff abschmecken.

3
Löwenzahn, Chicorée und Kartoffelwürfel mit der Sauce übergießen, Erdnußkerne darüberstreuen. Gut durchmischen und auf 2 Tellern anrichten.

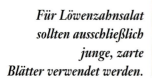

Für Löwenzahnsalat sollten ausschließlich junge, zarte Blätter verwendet werden.

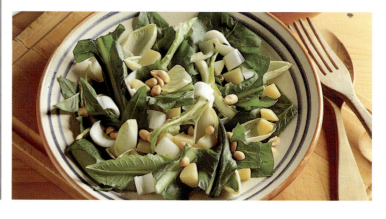

BLATTSALATE

Rote-Bete-Salat mit Walnüssen

Zutaten für 4 Portionen: *250 g rote Bete*
50 g Walnußkerne ● *Salz* ● *1 Knoblauchzehe*
flüssiger zuckerfreier Süßstoff ● *1 Schalotte*
1 TL zuckerfreier Senf ● *1 EL Zitronensaft* ● *2 EL Walnußöl*

*LÄSST SICH
GUT VORBEREITEN*

1
Rote Bete waschen, schälen und in eine Salatschüssel reiben. Walnußkerne grob zerkleinern.

2
Die zerdrückte Knoblauchzehe mit Salz, 1 Spritzer

Süßstoff, Senf und Zitronensaft verrühren. Öl unterschlagen.

3
Die Sauce über die rote Bete gießen. Kleingeschnittene Schalotte und Nüsse zufügen und gut mischen.

TIP:
*Wenn kleine Kinder
von dieser Rohkost
mitessen sollen,
hacken Sie die Nüsse
unbedingt klein.
Sonst könnten sich
die Kleinen
daran verschlucken.*

Batavia-Salat

Zutaten für 2 Portionen: *1 Kopf Batavia-Salat*
Salz ● *2 EL Keimöl* ● *1 EL Zitronensaft*
1 EL Naturjoghurt mit lebenden Kulturen
1 EL gehackter Dill

KNACKIG UND FRISCH

1
Batavia-Salat putzen, die Blätter auseinanderpflücken und gründlich unter fließendem Wasser waschen. Salatblätter gut abtropfen und in Streifen schneiden.

2
Salz und Pfeffer mit Zitronensaft verrühren. Joghurt und Öl unterschlagen. Gehackten Dill einrühren. Den Salat mit der Sauce übergießen und gut mischen.

79

KALTE GERICHTE

Möhrensalat mit Meerrettichsahne

RAFFINIERT

Zutaten für 2 Portionen: 500 g Möhren
2–3 EL Rotweinessig • Salz • Pfeffer aus der Mühle
flüssiger zuckerfreier Süßstoff
2 EL Keimöl • 1 Stück Meerrettichwurzel
3 EL Sahne • 1 EL Kürbiskerne

TIP:
Raspeln Sie die Möhren fein. Dann ist der Körper um so mehr in der Lage, das wertvolle Beta-Karotin (Provitamin A) aus den Möhren aufzunehmen.

1
Die Möhren schälen und waschen. In der Küchenmaschine oder auf dem Gemüsehobel raspeln und in eine Schüssel geben.

2
Essig mit Salz, Pfeffer und etwas Süßstoff würzen. Öl unterschlagen und über die geraspelten Möhren geben.

3
Das Stück Meerrettichwurzel schälen und fein reiben. Sahne steif schlagen und mit Meerrettich, Salz und Süßstoff pikant abschmecken.

4
Die Möhren-Rohkost mit je 1 dicken Klecks Meerrettichsahne und Kürbiskernen auf Tellern anrichten.

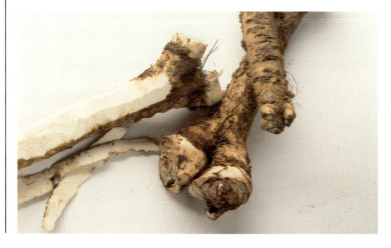

Eine frische Meerrettichwurzel soll eine unversehrte Schale haben und nach dem Schälen weißes, festes Fleisch aufweisen.

Bunte Salate

Eisbergsalat mit Joghurtsauce

Zutaten für 2 Portionen: 1/2 Kopf Eisbergsalat
150 g Naturjoghurt mit lebenden Kulturen ● Saft von 1/2 Zitrone
2 EL Crème fraîche ● Salz ● Pfeffer aus der Mühle
flüssiger zuckerfreier Süßstoff
1 Stiel Estragon (ersatzweise 1/4 TL getrockneter Estragon)

LEICHT UND FRISCH

1
Die Salatblätter ablösen, waschen, trocknen und in breite Streifen schneiden.

2
In einer Salatschüssel Joghurt, Zitronensaft, Crème fraîche, Salz und Pfeffer zu einer Sauce verrühren. Dann mit 1 Spritzer Süßstoff abschmecken.

3
Estragon fein hacken, in die Sauce geben und mit Salat mischen. Kurz durchziehen lassen.

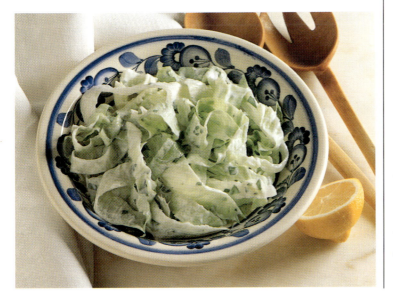

Die Zutaten für diesen Salat halten sich mehrere Tage im Kühlschrank frisch. Eissalat kann, in Folie gewickelt, bis zu zwei Wochen im Kühlschrank aufbewahrt werden.

81

Kalte Gerichte

Linsensalat

Gut zum Mitnehmen

Zutaten für 4 Portionen: 200 g Linsen aus der Dose
1 Zwiebel • 2 Knoblauchzehen • 2 EL Essig • 1 EL Brühe
Salz • Pfeffer aus der Mühle • 2 EL Walnußöl
10 Walnußkerne

Tip:
Der Linsensalat wird gehaltvoller, wenn Sie gewürfelten Schafkäse oder Mozzarella untermischen.

1
Linsen in eine Schüssel geben. Abgezogene Zwiebel würfeln. Zerdrückten Knoblauch, Essig, Brühe, Salz und Pfeffer mischen. Tropfenweise das Öl unterschlagen.

2
Linsen abtropfen lassen und mit Zwiebelwürfeln und Sauce vermengen. Die Walnüsse hacken und vor dem Servieren über den Salat streuen.

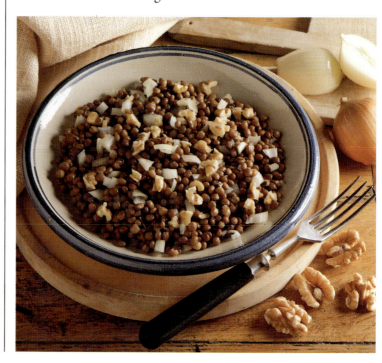

Der Linsensalat ergibt eine vollwertige Mahlzeit, wenn dazu Vollkornbrot gegessen wird.

ROHKOSTSALATE

Rohkostsalat mit Knoblauchsauce

Zutaten für 4 Portionen: 1/2 Blumenkohl • 300 g Porree
2 Möhren • 1 Kohlrabi • 2 weiße Rüben • Salz
1 kleiner Kopf Batavia- oder Lollo-rosso-Salat
Pfeffer aus der Mühle • 1–2 Knoblauchzehen • 3 EL Weinessig
2 EL Brühe • 2 EL flüssiges Pektin (Gelin) • 4 EL Olivenöl
1 EL zuckerfreie Mayonnaise

FRISCH ZUBEREITEN

1
Alle Gemüse putzen, waschen und abtropfen lassen. Den Kopfsalat in Blätter zupfen, waschen, gut abtropfen lassen. Blumenkohl in dünne Scheiben, Porree in feine Ringe schneiden. Möhren, Kohlrabi und Rüben raspeln.

2
Salz, Pfeffer und zerdrückten Knoblauch mit Essig und Brühe mischen. Pektin und Mayonnaise unterrühren.

3
Das Öl tropfenweise unterschlagen. Die Sauce zum Salat servieren.

TIP:
Für eine komplette Mahlzeit den Salat mit hartgekochten Eiern anrichten.

Damit alle wertvollen Inhaltsstoffe des rohen Gemüses optimal vom Körper aufgenommen werden können und sich der Geschmack voll entfalten kann, muß eine Sauce, die zumindest etwas Fett enthält, dazugegeben werden.

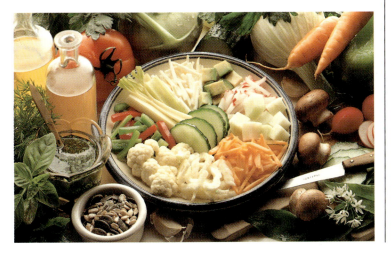

83

Süßes

Vielen Pilzkranken fällt es schwer, auf Zucker zu verzichten. Die Rezepte in diesem Kapitel sind als kleiner Trost gedacht, denn alle vorgeschlagenen Desserts und Kekse werden mit zuckerfreiem Süßstoff zubereitet. Innerhalb Ihrer Diät können Sie die synthetische Süße also unbesorgt verwenden. Sie ist – auch wenn das immer wieder kontrovers diskutiert wird – gesundheitlich unbedenklich. Aus geschmacklichen Gründen ist es besser, die süßen Produkte sparsam zu dosieren. Immerhin liegt ihre Süßkraft 35- bis 3000mal höher als die von Zucker, und wer zu reichlich davon nimmt, wird wegen des unangenehmen Geschmacks das Gesicht verziehen.

Süße, die Pilze nicht mögen

Süßstoffe können Sie innerhalb Ihrer Diät unbesorgt verwenden. Folgende Sorten stehen zur Wahl: Saccharin, Cyclamat, Aspartam und Acesulfam. Sie stecken in vielen Fertigprodukten und Getränken. Kalorienreduzierte Industrieprodukte enthalten heute oft Mischungen aus unterschiedlichen Süßstoffen, manchmal werden sogar Kombinationen von Zuckerstoffen wie Fruchtzucker und Sorbit mit Süßstoffen verwandt. Pur gibt es zuckerfreie Süßstoffe nur in zwei Verwendungsformen: als Tabletten oder flüssig. Tabletten bestehen entweder aus reinem Aspartam oder aus einer Mischung von Cyclamat und Saccharin. Auch flüssiger Süßstoff enthält eine Mischung von Cyclamat und Saccharin. Aber Vorsicht: Streusüße enthält als Füllmittel den Zuckerstoff Maltodextrin, und einige Arten von Flüssigsüße haben seit neuestem einen Anteil von Fruchtzucker. Für eine Anti-Pilz-Diät sind solche zuckerhaltigen Mischformen unbrauchbar.

Für eine kleine Gruppe von Menschen ist der an sich günstige Süßstoff Aspartam ungesund. Die Aminosäure Phenylalanin, ein Bestandteil des Süßstoffs und vieler eiweißreicher Lebensmittel, können Menschen mit der angeborenen Stoffwechselkrankheit Phenylketonurie nicht verarbeiten. Ein Hinweis darauf steht auf jeder Aspartampackung und auf mit Aspartam gesüßten Lebensmitteln.

QUARKDESSERTS

Schokoladenquark

Zutaten für 3 Portionen: 2 EL Sojamehl (Reformhaus)
1 EL Milchzucker • 1 TL Kakao
250 g Magerquark • 3–4 EL Milch
flüssiger zuckerfreier Süßstoff

SCHNELL

1
Das Sojamehl mit dem Milchzucker und dem Kakao mischen.

Den Quark mit der Milch in eine Schüssel geben.

2
Die Soja-Kakao-Mischung mit einem Schneebesen unterrühren.

Zuletzt mit Süßstoff noch abschmecken.

INFO:
Kakao wird leicht ranzig und schmeckt dann unangenehm bitter und metallisch. Deshalb beim Einkauf auf das Verfalldatum achten und angebrochene Packungen zu Hause mit einem Datum versehen.

Mandelquark

Zutaten für 3 Portionen: 150 g Magerquark
150 g Naturjoghurt mit lebenden Kulturen
2 EL ungesüßtes Mandelmus (Reformhaus)
1 EL Milchzucker • 2–3 EL Milch
flüssiger zuckerfreier Süßstoff

SCHNELL

1
Den Quark mit dem Joghurt und der Milch in eine Schüssel geben und schön cremig rühren.

2
Das Mandelmus, Sojamehl und den Milchzucker untermischen und die Creme mit Süßstoff abschmecken.

TIP:
Den Quark können Sie auch mit geriebenen Nußkernen oder Nußmus zubereiten. Sojamehl macht den Quark besonders geschmeidig und verhindert, daß sich Flüssigkeit absetzt.

■ SÜSSES

Zitroneneis

ERFRISCHEND

Zutaten für 4 Portionen: *75 g Doppelrahm-Frischkäse*

300 g Naturjoghurt mit lebenden Kulturen

Zitronenöl oder -aroma ● 1 unbehandelte Zitrone ● 2 Eigelb

125 g Sahne ● flüssiger zuckerfreier Süßstoff

1 TL Sojacreme neutral (Reformhaus) ● Salz

INFO:
*Dieses Eis
enthält Vitamin C –
ein Vitamin,
das Pilzpatienten
besonders beachten müssen,
weil sie ja auf Früchte
verzichten müssen.*

1
Joghurt mit einigen Tropfen Zitronenöl oder -aroma, dem Saft von 1/2 Zitrone und dem Frischkäse glattrühren. Sahne mit etwas Süßstoff steif schlagen.

2
Eigelb mit Sojacreme, 1 Prise Salz und 1 EL Wasser im Wasserbad mit den Quirlen des Handrührers cremig aufschlagen. Aus dem Wasserbad nehmen.

3
Die Eicreme mit der Joghurt-Käse-Mischung und der steifgeschlagenen Schlagsahne vermengen. Mit Süßstoff abschmecken. In eine Form füllen und für mindestens 3 Stunden ins Gefriergerät stellen.

4
Das Eis etwa 20 Minuten vor dem Servieren aus dem Gerät nehmen und im Kühlschrank antauen lassen.

SAUER UND SAFTIG
Kleine schwere Zitronen ergeben viel Saft. Große leichte Exemplare sind dagegen nur halb so saftig. Limetten kosten zwar etwas mehr, aber sie haben kaum Kerne, mehr Aroma und geben doppelt soviel Saft wie Zitronen. Außerdem werden die kleinen grünen Zitrusfrüchte kaum gespritzt. Ihre Schale können Sie also in der Regel unbesorgt verwenden.

86

EISVARIATIONEN

Schoko-Minz-Eis

Zutaten für 4 Portionen: 200 g Sahne • 1 EL Kakao
2 Eier • Salz • 200 g Naturjoghurt mit lebenden Kulturen
flüssiger zuckerfreier Süßstoff • einige Tropfen Minzöl (Apotheke)

SCHMECKT AUCH KINDERN

1
Etwas Sahne mit dem Kakao glattrühren. Restliche Sahne erhitzen, Kakao einrühren und einmal aufkochen. Die Schokosahne kalt stellen.

2
Die Eier trennen. Eigelb mit 1 Prise Salz und 1 EL Wasser kräftig zu einer cremigen Masse aufschlagen.

3
Eiweiß und Schokosahne getrennt steif schlagen.

Eischnee, Sahne, Joghurt und Eigelb mischen.
Mit Süßstoff abschmecken. Tropfenweise mit Minzöl aromatisieren.

4
Die Creme für mindestens 3 Stunden ins Tiefkühlgerät stellen.
Am besten zwischendurch ab und zu umrühren.
20 Minuten vor dem Servieren aus dem Gerät nehmen und im Kühlschrank antauen lassen.

TIP:
Minzöl gibt diesem Schokoladeneis seine besondere Note. Sie erhalten es in der Apotheke.

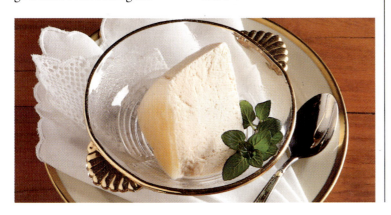

Dieses Dessert beweist, daß während der Anti-Pilz-Diät nicht auf süße Überraschungen verzichtet werden muß.

■ SÜSSES

Zitronencreme

SCHMECKT AUCH
KINDERN

Zutaten für 4 Portionen: *5 Blatt Gelatine* ● *4 Eier*
flüssiger zuckerfreier Süßstoff ● *150 g Sahne*
100 ml frischgepreßter Zitronensaft ● *Salz*
250 g Naturjoghurt mit lebenden Kulturen

TIP:
*Eine Variante
vom Zitroneneis
für all diejenigen,
die Gefrorenes
nicht mögen.*

1
Gelatine in kaltem Wasser einweichen. Eier trennen. Eigelb mit 1 EL Wasser und etwas Süßstoff schlagen, bis eine helle Creme entstanden ist.

2
Die ausgedrückte Gelatine in 3 EL kochendheißem Wasser auflösen und den Zitronensaft nach und nach unterrühren. Die Gelatine-Saft-Mischung in die Eicreme rühren. Die Creme kalt stellen, bis sie zu gelieren be-

ginnt und beim Hindurchziehen eines Löffels eine »Straße« sichtbar bleibt.

3
Eiweiß mit 1 Prise Salz und Sahne mit etwas Süßstoff getrennt steif schlagen. Zusammen mit dem Joghurt auf die leicht gelierte Creme geben und mit einem Schneebesen locker unterheben. Mit Süßstoff abschmecken. Anschließend die Creme in Portionsschalen verteilen und kalt stellen.

GELATINE
Der klare Eiweißextrakt aus Knochen und Häuten von Kühen und Schweinen bindet Flüssigkeiten und bringt sie zum Gelieren. Auch wenn es immer wieder behauptet wird: Gesundheitliche Vorteile hat Gelatine nicht! Deshalb können Vegetarier statt dessen das Algenprodukt Agar-Agar verwenden.

CREME UND FLAN

Mohn-Flan

Zutaten für 3 Portionen: *2 EL Mohn*
1/4 Liter Milch ● *1/2 Vanilleschote*
flüssiger zuckerfreier Süßstoff ● *Salz*
2 Eier (Gewichtsklasse 3) ● *Butter für die Formen*

1
Mohn in einer beschichteten Pfanne erhitzen, bis er zu duften beginnt. Milch mit der aufgeschlitzten Vanilleschote aufkochen, Mohn zufügen und mit Süßstoff und 1 Prise Salz abschmecken. Von der Kochplatte ziehen und 1–2 Minuten stehenlassen. Vanilleschote entfernen.

2
Backofen auf 180 Grad (Gas: Stufe 2–3) vorheizen. Eier gut verquirlen und unter Rühren in die heiße Milch geben. 3 kleine Auflauf- oder Flanformen (zur Not tuns auch Tassen) buttern.

3
Die Eier-Milch in die Formen gießen und in die Fettpfanne des Backofens stellen. So viel kochendheißes Wasser in die Fettpfanne gießen, daß die Formen zu einem Drittel im Wasser stehen.

4
Die Flanmasse in etwa 40 Minuten stocken lassen. Förmchen aus der Fettpfanne nehmen. Abkühlen lassen. Gut gekühlt servieren.

LÄSST SICH GUT VORBEREITEN

TIP:
Mohn-Flan schmeckt auch gut mit einer kräftigen Prise Zimt gewürzt und mit einem Löffel Schlagsahne serviert.

WÜRZIGER MOHN
Die Samen enthalten reichlich B-Vitamine, viel Ballast- und Mineralstoffe. Wer gern auf saftige Körnchen beißt, brüht den ungemahlenen Mohn in kochendem Wasser. Beim Kochen platzt das dünne Außenhäutchen der Körner und setzt aromatisches Öl frei.

SÜSSES

Mandelkekse

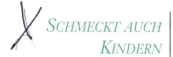

SCHMECKT AUCH KINDERN

Zutaten für etwa 40 Stück: 125 g Mandeln
250 g Vollkornmehl • Salz • 125 g Butter
1 Ei • 1 EL saure Sahne oder Schmant
flüssiger zuckerfreier Süßstoff
Vollkornmehl zum Ausrollen • 1 Eigelb zum Bestreichen

INFO:
Diese süßen Kekse eignen sich auch für die Diät, wenn hefe- und schimmelpilzhaltige Lebensmittel nicht mehr vertragen werden. Die Mandeln können Sie durch andere Nußsorten ersetzen oder sogar weglassen.

1
50 g Mandeln fein hacken. Restliche Mandeln überbrühen und die Haut abziehen. Vollkornmehl, 1 Prise Salz, die kalte Butter in Stückchen, Ei und gehackte Mandeln in eine Schüssel geben. Sahne oder Schmant mit Süßstoff mischen, zufügen und alles zu einem glatten Teig kneten. Mit den Händen zu einer Kugel formen, in eine Folie wickeln und 30 Minuten kalt stellen.

2
Backblech mit Backpapier auslegen. Teig auf einer bemehlten Arbeitsfläche etwa 3 mm dick ausrollen. Kreise oder Figuren ausstechen und auf das Backblech legen.

3
Eigelb mit Süßstoff und 1 EL Wasser verquirlen und die Kekse damit bestreichen. Mit Mandelhälften belegen und dann im vorgeheizten Backofen bei 225 Grad (Gas: Stufe 4) etwa 12–15 Minuten goldbraun backen. Kekse sofort vom Blech nehmen und auf einem Gitter abkühlen lassen.

MANDELN – KERNIGES AROMA
Die ölhaltigen Kerne gehören zu den Toplieferanten für Vitamin E, Beta-Karotin und für die Gruppe der B-Vitamine. In den aromatischen Kernen steckt mit knapp 20 Prozent etwa soviel Eiweiß wie in vielen Käsesorten.

GEBÄCK ■

Profiteroles

Zutaten für 12 Stück: *60 g Margarine* ● *Salz*
150 g feines Vollkornmehl ● *5–6 Eier* ● *250 g Sahne*
gemahlene Vanille ● *flüssiger zuckerfreier Süßstoff*

1
Zuerst einen Brandteig herstellen. Dafür 1/4 l Wasser abmessen, Fett und 1 Prise Salz dazugeben.
Die Mischung zum Kochen bringen. Das Mehl auf einmal hineinschütten und mit einem Löffel kräftig durchrühren.

2
Den Teig unter kräftigem Rühren aufkochen, bis er sich zu einem Kloß zusammenballt, der sich vom Topfboden löst.
Am Topfboden muß ein heller feiner Belag sichtbar werden.

3
Den Teig in eine Schüssel füllen. Die Eier einzeln verquirlen und nach und nach unterrühren. Der Teig ist richtig, wenn er glänzt und so weich ist, daß beim Herausziehen am Löffel eine lange Spitze hängenbleibt.

4
Mit zwei kleinen Löffeln 12 Klößchen abstechen und auf ein gefettetes Backblech setzen, dabei weite Abstände halten.

5
Im vorgeheizten Backofen bei 225 Grad (Gas: Stufe 4) anschließend etwa 30 Minuten backen.
Das Gebäck sofort, am besten mit einer Schere, aufschneiden und ausdampfen lassen.

6
Sahne mit 1 Prise gemahlener Vanille und Süßstoff steif schlagen.
Die erkalteten Profiteroles mit der Vanille-Sahne füllen.

LÄSST SICH
GUT EINFRIEREN

TIP:
Das Gebäck können Sie auch mit Zitronencreme (Seite 88), Schokoladen- oder Mandelquark (Seite 85) füllen. Ohne Füllung einfrieren. Haltbarkeit: etwa 3 Monate.

Süsses

Süßes Nußomelett

 Schnell

Zutaten für 2 Portionen: 3 Eier • 1/4 TL abgeriebene Zitronenschale • Mark von 1 Vanilleschote • Salz • flüssiger zuckerfreier Süßstoff • 1 EL geriebene Haselnußkerne • 1 EL Butter • 20 g Mandelblättchen

1
Eier trennen. Eigelb, Zitronenschale und Vanillemark verrühren. Eiweiß mit 1 Prise Salz und 1 Spritzer Süßstoff zu festem Schnee schlagen. Eigelb zum Eischnee geben und vorsichtig unterziehen. Nüsse darüberstreuen und untermischen.

2
Butter in einer Pfanne schmelzen, die Omelettmasse hineingießen und bei milder Hitze auf dem Herd backen, bis die Unterseite leicht gebräunt ist.
Das Omelett mit Mandelblättchen bestreuen und einen Deckel auf die Pfanne legen.
Bei kleinster Hitze fertigbacken. Aus der Pfanne auf Teller gleiten lassen und zusammenklappen.

Das Nußomelett ist ein lockeres Dessert, das man auch mal anstelle von heißen Waffeln zum Nachmittagskaffee anbieten kann.

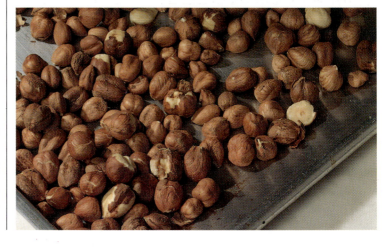

GESUND ESSEN DANACH

Nach der Anti-Pilz-Diät

Endlich, die Pilze sind verschwunden! Medikamente und Diät haben gewirkt. Sie fühlen sich wieder fit und tatkräftig. So soll es auch bleiben.

Damit sich die Plagegeister nicht bei der nächsten Gelegenheit wieder in Ihrem Körper breitmachen, sollten Sie weiterhin mit einer ausgewogenen Ernährungsweise Ihr Immunsystem stützen.

Nie wieder Pilze

Sicher sind durch die Anti-Pilz-Diät überschüssige Fettpolster etwas kleiner geworden. Gewichtsverlust ist häufig und meist ein erwünschter Nebeneffekt der Ernährungsumstellung durch die Anti-Pilz-Diät. Es könnte auch sein, daß sich Ihr Arzt bei der nächsten Untersuchung über Ihre verbesserten Blutwerte freut.

Damit Sie sich lange über Ihre verbesserte Gesundheit freuen können, hier einige Tips für die Zeit nach der Anti-Pilz-Diät.

Mit Zucker sparsam umgehen

Ein guter Trick gegen allzu große Verlockungen: Essen Sie Süßigkeiten immer erst am Ende der Mahlzeit und nicht zwischendurch. Dann bleiben die Mengen im Rahmen.

Wenn Sie Ihre Pilzinfektion besiegt haben, sollten Sie weiterhin viel Gemüse essen. Von jetzt an gehört auch wieder frisches Obst auf den täglichen Speiseplan.

NACH DER ANTI-PILZ-DIÄT

Täglich Salat und Gemüse auftischen

Essen Sie weiterhin mittags und abends eine große Portion frisches oder tiefgekühltes Gemüse. Damit halten Sie Ihr Immunsystem am besten in Topform.

Obst ist wieder erlaubt

Frische Früchte gehören zur gesunden Ernährung. Doch wer Angst vor einer erneuten Pilzinfektion hat, schränkt den Konsum zuckerreicher Sorten wie Bananen, Feigen, Trauben ein und kauft keine Dosenfrüchte.

Machen Sie keine Hungerkuren!

Wer sich nur halb satt ißt, bekommt zuwenig wichtige Nährstoffe, schadet dem Immunsystem und gibt den Pilzen eine neue Chance. Bei Gewichtsproblemen kehren Sie am besten zur Anti-Pilz-Diät zurück. Dann bekommen Sie alle wichtigen Nährstoffe, werden satt, und die Kalorienmenge hält sich ganz von selbst im Rahmen.

Nach der Anti-Pilz-Diät darf Obst wieder nach Herzenslust gegessen werden. Wer allerdings eine neue Pilzinfektion befürchtet, sollte lieber auf süße Früchte wie Bananen verzichten.

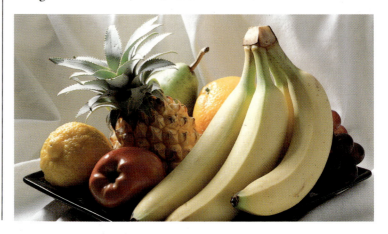

Über die Autorin

Elisabeth Lange hat in Münster Ernährungswissenschaften studiert. Zehn Jahre lang arbeitete sie als Redakteurin im Bereich Essen und Trinken bei einer großen deutschen Frauenzeitschrift. Heute lebt sie als freie Journalistin in Hamburg. Sie schreibt regelmäßig über Kulinarisches in Zeitschriften und ist als Buchautorin auf Ernährungsratgeber und Kochbücher spezialisiert.

Literatur

Blohm, Hannelore von/Kujawski, Olgierd/Lange, Elisabeth/ Thauer, Brunhilde: Kochen wie ein Profi. Teubner Edition. Füssen 1993

Guzek, Gaby/Lange, Elisabeth: Pilze im Körper. Krank ohne Grund? Südwest Verlag. München 1994

Lange, Elisabeth: 100 Fragen zur Ernährung. Mosaik Verlag. München 1992

Lange, Elisabeth: Gesund Essen. Was Sie über Lebensmittel wissen sollten. Mosaik Verlag. München 1993

Lange, Elisabeth: Brigitte - Fleischlos glücklich. Rezepte für die vegetarische Küche. Goldmann Verlag. München 1995

Levin, Hans/Lange, Elisabeth: Das große Buch der Gemüse aus aller Welt. Teubner Edition. Füssen 1991

Seefeldt, Dr. med. habil. Dieter/Jopke, Dr. med. Frank: Hilfe für den rebellierenden Darm. Südwest Verlag. München 1995

Hinweis

Das vorliegende Buch ist sorgfältig erarbeitet worden. Dennoch erfolgen alle Angaben ohne Gewähr. Weder Autorin noch Verlag können für eventuelle Nachteile oder Schäden, die aus den im Buch gemachten praktischen Hinweisen resultieren, eine Haftung übernehmen.

Bildnachweis

Bresso Frischkäse: 54; Info Banane: 94; Ulrich Kerth: 7, 9, 29, 37, 49, 52, 53, 56, 58, 68, 71, 72, 74, 76, 78, 81, 82, 83, 87, U 4; Knorr / Maizena: 80 Elisabeth Lange: 32, 61, 92; Mauritius: 36 , 42 (Rosenfeld), 69 (Hubatka); Alfred Pasieka: 5, 13; Tony Stone: 1 Ian O'Leary), 21 (Charles Thatcher),25 (Chris Everard), 43 (Jess Koppel), 45 (Paul Webster); Silvestris: Titelbild (U1) (Heitmann)

Impressum

© 1995 by Südwest Verlag GmbH & Co. KG, München
Alle Rechte vorbehalten

Lektorat:
Cornelia Klaeger
Medizinische Fachberatung:
Dr. med. Christiane Lentz
Redaktionsleitung:
Josef K. Pöllath
Bildredaktion:
Gabriele Duschl
Produktion:
Manfred Metzger
Umschlag und Layout:
Christine Paxmann, München
DTP/Satz:
Reiner Löb
Druck:
Color-Offset, München
Bindung:
R. Oldenbourg, München
Printed in Germany

Gedruckt auf chlor- und säurefreiem Papier
ISBN 3-517-01606-3

Register, allgemein

Allicin 36
Anti-Pilz-Diät, vegetarische 7
Antibiotika 18
Ballaststoffe 26
Beilagen 50ff.
Bifidusbazillen 23
Brot 31f.
Candida albicans 6
Candida glabrata 6
Candida krusei 6
Cholesterin 17
Cortison 18
Darmbakterien 24
Darmflora 22f., 25
Dauerstreß 25
Diät, fleischlose 25

Dioxine 18
Eier 18
Fett, tierisches 17
Fischmahlzeiten 18
Flavonoide 35
Frühstück 28ff.
Furane 18
Gemüse 8, 94
Gerichte, kalte 67ff.
Gerichte, warme 35ff.
Glucane 27
Hefen 60
Lacto-Vegetarier 17
Lebensmittel, günstige 14
Lebensmittel, ungünstige 15
Mikrozine 25
Müsli 8

Obst 94
Ovo-lacto-Vegetarier 17
Pektin 27
Pepsin 20
Phytonzide 36
Purine 17
Salat 94
Schimmelpilze 60
Stärke 11f.
Süßes 84ff.
Symbiose 24
Trinken 67
Veganer 17
Vollwerternährung 19
Weizenkleie 26
Zellulose 27
Zucker 10ff., 16

Register, Rezepte

Auberginenpüree 68
Basilikumbutter 72
Batavia-Salat 79
Bohnen, Überbackene grüne 39
Bohnen-Chili, schnelles 38
Brühe, hefefreie 65
Eier und Möhren in Senf-Mousseline 47
Eierkuchen 52
Eisbergsalat mit Joghurtsauce 81
Fingernudeln mit Sonnenblumenkernen 57
Fungimüsli 30
Gemüse mit Mohn-Aillade 40
Gemüsesuppe, bunte 44
Griechischer Bauernsalat 76
Grüne Sauce 69
Grünkernklöße, gefüllte 54
Grünkernsuppe mit Rauke 42
Haferknäckebrot 64
Kartoffelgratin 56

Kartoffelknödel mit Leinsamen 55
Kasha – gekochter Buchweizen 53
Kichererbsen, indische mit Kartoffeln 46
Kichererbsenmus, scharfes 70
Knoblauchfladen 63
Kräuter-Mascarpone 71
Linsen-Curry 45
Linsensalat 82
Linsensuppe 41
Löwenzahnsalat mit Chicorée 78
Mandelkekse 90
Mandelquark 85
Mohn-Flan 89
Möhren, marinierte mit Zucchini 75
Möhren-Reibekuchen 58
Möhrensalat mit Meerrettichsahne 80
Mozzarella in Knoblauchöl 74

Nußomelett, süßes 92
Paprikasauce 48
Pilze in Zitronenöl 73
Porree in Zitronensauce 43
Profiteroles 91
Rohkostsalat mit Knoblauchsauce 83
Rote-Bete-Salat mit Walnüssen 79
Schoko-Minz-Eis 87
Schoko-Nuß-Creme 34
Schokoladenquark 85
Senf-Sahne-Sauce 48
Sojabrötchen 33
Soleier 77
Thymianbrötchen 62
Weizen, gekochter 51
Weizenbrot, hefefreies 61
Zitronencreme 88
Zitroneneis 86
Zwiebel-Kartoffel-Gemüse 37
Zwiebeldip 70